おから ダイエットレシピ

満腹なのにみるみるやせる!

家村マリエ

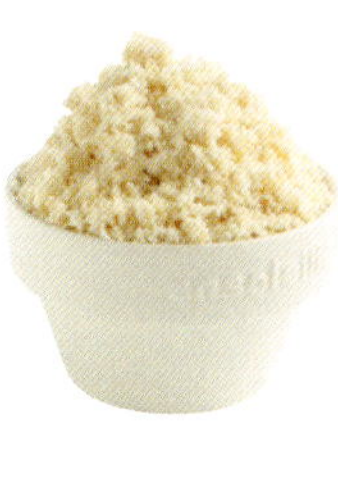

OKARA Diet Recipe

アスコム

はじめに

おから、サンキュー♡

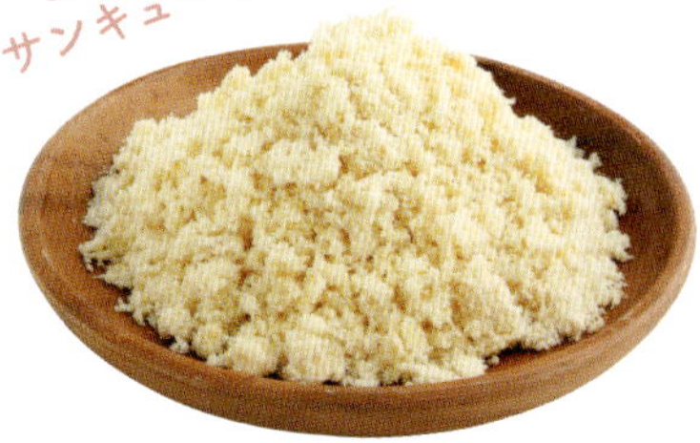

わたし、家村マリエは おからダイエットで やせてきれいになりました！

モデルの仕事をはじめて、自分の全身を見つめ直したときに、いかに太っているかを実感。そこでいろいろなダイエットに挑戦しましたが、失敗の連続でした。そんな体も心も肌もボロボロのわたしを救ってくれたのが、母の作る「おから料理」です。食べているうちに満足感と元気が体中にあふれてくるのがわかりました。
以来、おからはどんな料理ともなじむことがわかって、自分なりに毎日の食事にとり入れることに。食べたいものにただ加えているだけなのに、**56kg**だった体重を**3**カ月で**44kg**まで減らすことに成功！　ガンコな便秘が解消し、お肌の調子もよくなりました。今では心も体もすっきりリセット！　人生が大きく変わりました!!

road to diet

MARIE's Success process

マリエのサクセスプロセス

process 1

雑誌の読者モデルをはじめてから、ほかのモデル仲間とくらべて太めなことがコンプレックスに。やせようとダイエットサプリメントやダイエット食品、2 週間断食などいろいろな方法を試すが、ことごとく失敗。それどころか体重と体脂肪が増えるという散々な結果に。

↓

process 2

ダイエットの失敗が続き、体や肌などの外側だけでなく挫折感で心もボロボロ。そんな様子を心配した母親が作ってくれた、やさしい味の「おから料理」に癒され、食べているうちにみるみる元気回復。さらにお腹いっぱい食べているのに、やせていることに気づく。

↓

process 3

おからのパワーに魅せられ、日頃の食事に加えるように。便秘が解消されてお腹まわりがすっきり、肌も髪もぴかぴかに！　健康的に“きれいやせ”したことから、モデルの仕事とともにおから関連の会社も設立。おからに関係する仕事も増えて活躍の場が広がる。

3カ月で12kg減！

before

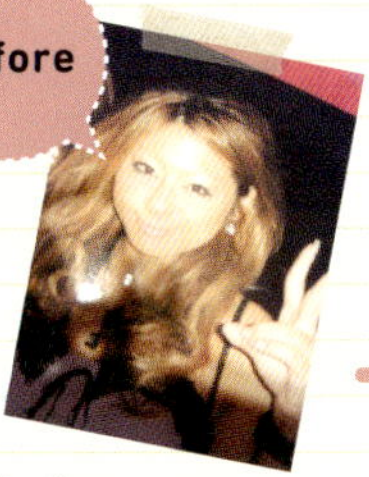

→

after

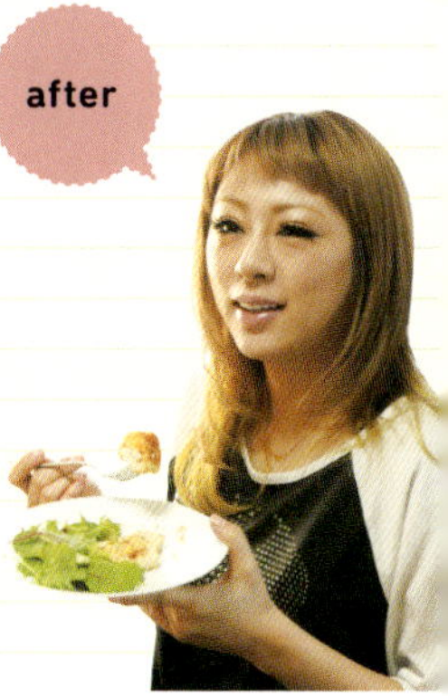

Contens

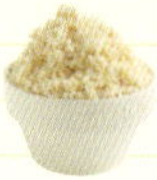

OKARA
Diet Recipe

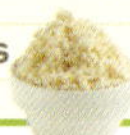

Part 3　100 〜 150kcalの とってもヘルシー小さなおかず …72

Part 4　100 〜 150kcalの じんわり滋味スープ …96

この本の決まりごと

- 1カップ=200cc、200ml
- 大さじ1=15cc、15ml
  小さじ1=5cc、5ml
- 電子レンジは600w、オーブンは700wを使用しています。
- 分量は作りやすさを考えて表記しました。
- おからはそれぞれ粒子の粗さ、水分などが異なります。状態に合わせて水分調整をしてください。
- 食物繊維の多いおからは、体質によって下痢をすることがあります。その場合は少しずつ量を増やして様子をみてください。
- おからダイエットが体に合わない場合は、無理して続けず中断してください。

徹底比較
Comparison!

おからはごはんにくらべて 31%もカロリーオフ!

ダイエットでいちばんつらいのが主食を我慢すること。
でも、おからを加えれば空腹知らずで楽しくなります!

おからとごはんのカロリー

プラスおからでカロリー&糖質大幅ダウン!

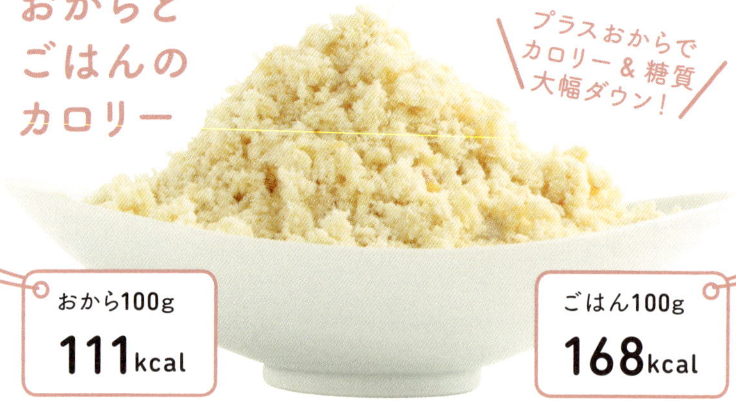

おから100g
111kcal

ごはん100g
168kcal

玄米ごはん100g
165kcal

おからの炭水化物は、ほとんどがカロリーの少ない食物繊維で、腸内の掃除をして糖質や脂質などの吸収を抑えます。カロリーは同量のごはんとくらべると31%も低くなります。茶碗1膳分（約150g）の白いごはんを食べた場合、カロリーは252kcal。一食の献立を500kcal以内にしようとすると、ごはんだけでカロリーの半分を占めるということになります。

小麦のカロリー

食パン100g	クロワッサン100g	スコーン100g
264kcal	449kcal	396kcal

小麦粉の成分は67～75%が炭水化物で、カロリーは100gあたり約370kcal。小麦粉を使うパンの場合、食パンなど加水率が高いものはカロリーダウンしますが、バターや砂糖などを加えるものは大幅にアップします。小麦粉にはビタミンやミネラル類が少ないので、野菜や卵などと合わせて栄養バランスをとりましょう。

ひき肉のカロリー

牛ひき肉100g	豚ひき肉100g	鶏ひき肉100g
224kcal	222kcal	166kcal

ひき肉は、おからと合わせて便利な「ひき肉だね」（p42参照）にしたり、おからレシピのベースにしたりと、肉の中でも使用頻度が高いものです。でもひき肉は、脂肪分もいっしょにミンチにしてしまうので、カロリーも高いのが難点。牛と豚はほとんど同じですが、鶏だと約26%も低くなります。ダイエット中は、鶏肉の中ではささ身のひき肉、牛肉や豚肉の場合は、脂肪分の少ない赤身の部位のひき肉がおすすめです。

徹底比較
Comparison!

おからダイエットメニューなら ボリューム満点でも たったの100kcal!

Food - 米

日本人の主食の米は、糖質やカロリーが高めなので「食べたいけど我慢！」という場合が多いはずです。でもおからと合わせれば、見た目もたっぷり増量できて、無理なく満腹感が得られます。

ふつうのごはん（白飯）
茶碗に半分以下
（63g）

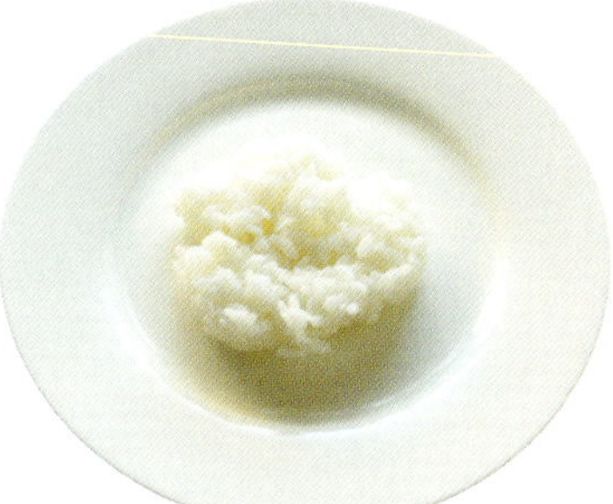

これぜーんぶ
100kcal!

ごはん40g
＋おから40gの
おからごはんなら
こんなに増量

＝

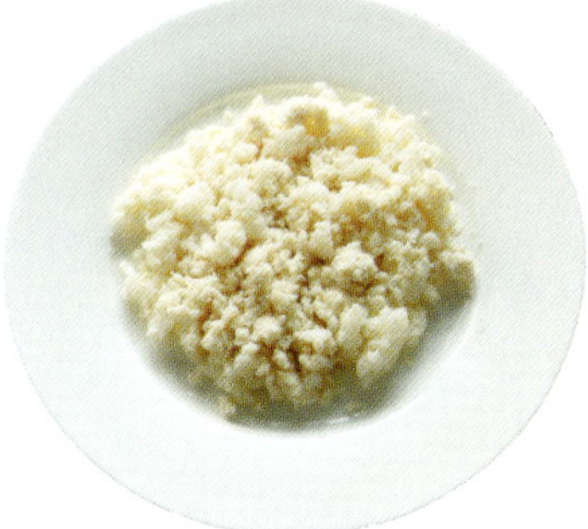

おからごはんなら
茶碗にたっぷり
1膳分に!

Food - 小麦

米よりもカロリーの高い小麦粉を使うパンも、おからを混ぜて焼けば大幅にカロリーダウンが可能。バターや砂糖を使わないおからスコーンの場合、見た目が市販品の約4倍量になります。

市販のスコーン
1/2個
（25g）

おから20g
＋ホットケーキミックス20gのおからスコーンならこんなに増量

おからスコーン
2個分に！

＼4倍に！／

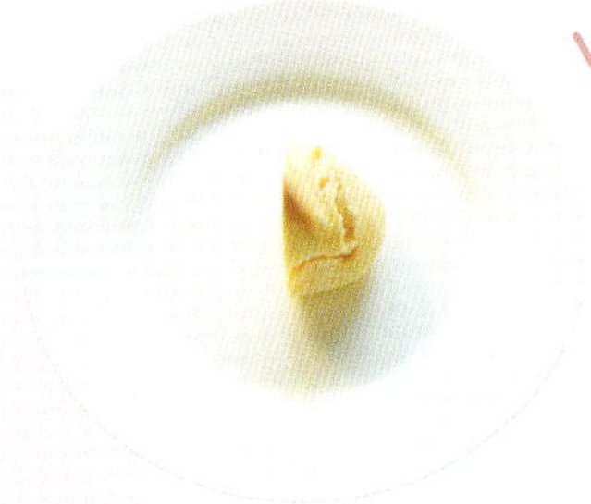

＝

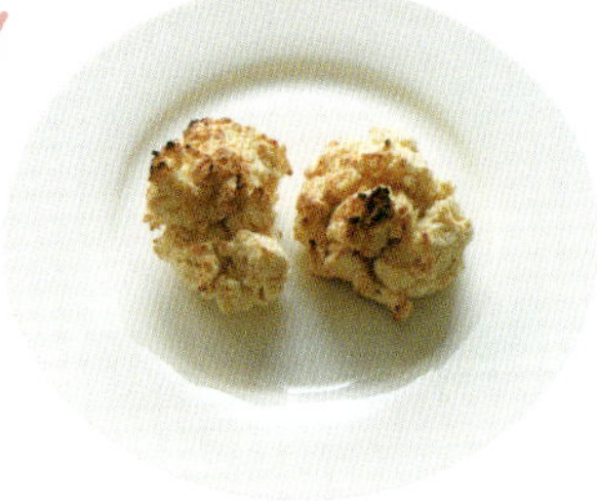

※作り方はp127参照

column 小麦粉が原料の市販のパン 100kcalは

＼食パン 38g／

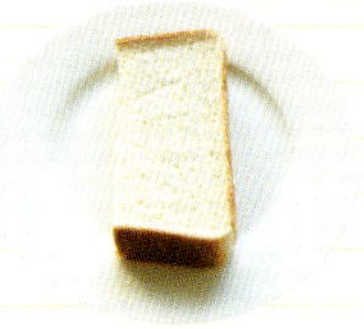

＼サンドイッチ用パン 40g／

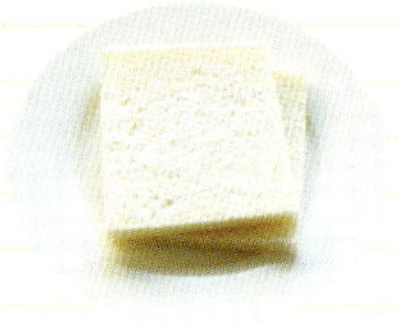

市販のパンの生地の主原料は、ほとんどがカロリーと糖質の高い小麦粉。さらにおいしく焼き上げるためにバター、砂糖、卵などをたっぷり使うので、これをお腹いっぱいになるまで食べ続けていたら、太るのは当然ですね。できるだけカロリーが低くて噛みごたえがあるバゲットなどを選ぶようにしましょう。

Food－小麦

主材料に小麦粉を使っためん類は、のどごしのよさと食べやすさからついたくさん食べてしまいがち。でもおからを練りこめば、増量効果とともにもちもち感も加わるので、満腹感がアップします。

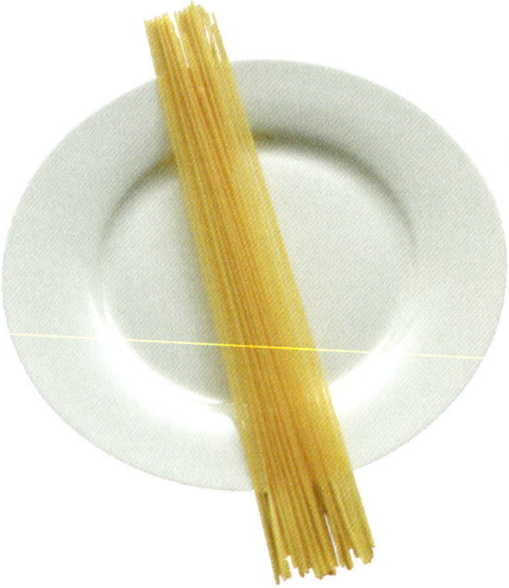

市販の
パスタ（乾めん）
26g

おから20g
＋小麦粉20gの
おからパスタなら
こんなに増量

これ
ぜーんぶ
100
kcal!

おから
パスタ
たっぷり1人前
40gに！

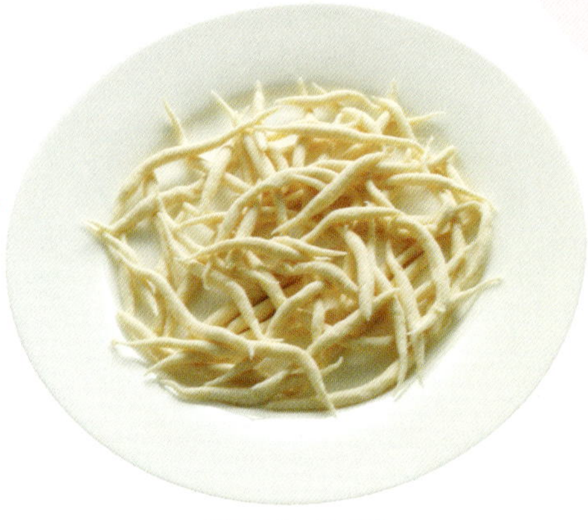

ゆでると
もっと増量

※作り方はp121参照

すいとん
7個

おから20g
＋小麦粉20gの
おからすいとん
ならこんなに増量

おから
すいとん
14個分に！

＼約2倍に！／

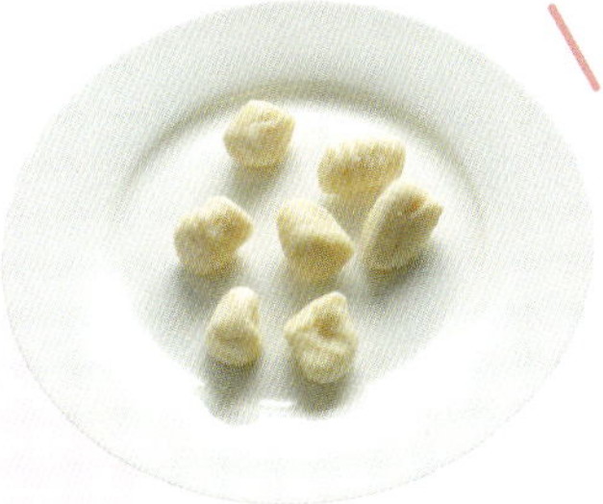

＝

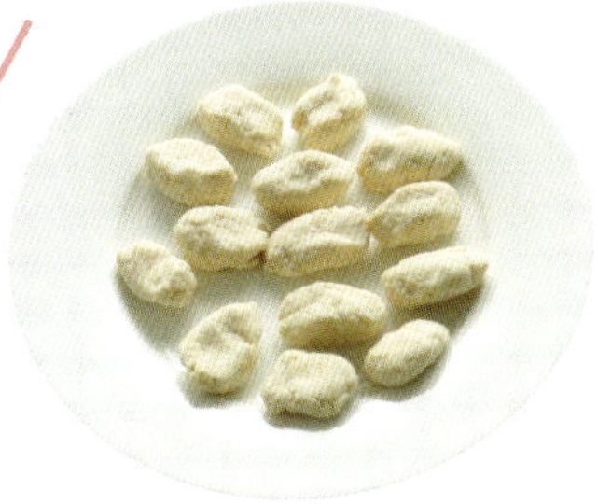

※作り方はp119参照

column 小麦粉が原料の市販のめん100kcalは

マカロニ
（乾めん）
26g

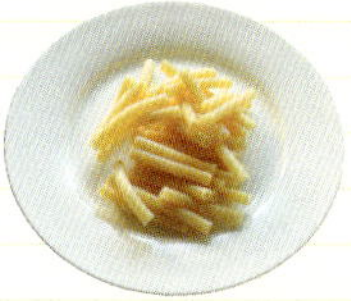

うどん（ゆでめん）
95g

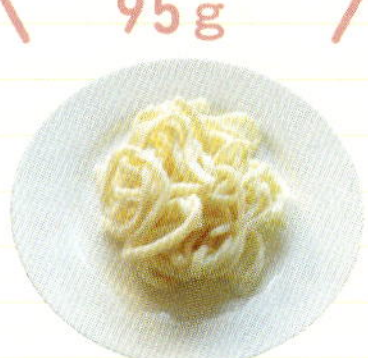

中華めん
65g

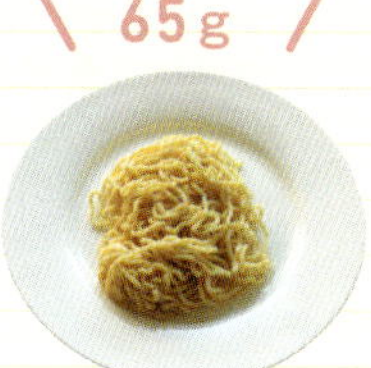

小麦粉が主原料のめんは、うどんやそうめん、中華めん、パスタなど種類が豊富。しかし、小麦粉はカロリーや糖質が高いので、これらを100kcal分食べようとすると、その量はかなり少なめです。ダイエット中に市販のめんを食べる場合は、できるだけ野菜や魚貝などをたっぷり合わせ、オイルは少なめに。カロリーの高いクリーム系の場合は、生クリームや牛乳のかわりに豆乳を使ってカロリーカットしましょう。

成功者続出のおからダイエット！

キレイやせした体験者から

Body

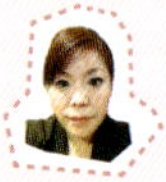

体験者
今野さん

3週間で
みるみるうちに
3kgやせた!!

代謝が
よくなった

ぽっこり出た
お腹が凹んだ

頑固な便秘が
すぐに解消。
これはすごい！

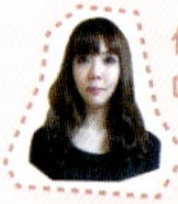

体験者
咲本さん

食べないより
食べてるほうが
断然やせる！

風邪を
ひきにくく
なった

カロリーOFF！
なのに満腹!!

くびれができて
バストアップ
効果も!!

驚きと感動の声が続々!!

Skin&Hair

肌のキメが
細かくなって、
色も明るく
なった!

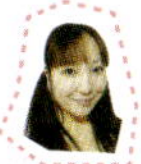

体験者
荒木さん

吹き出物が
出にくくなった

髪にツヤが
出てきた!

スタートから
1週間で
肌がキレイに!

Life

イライラ
することも
減少

夜、ぐっすりと
眠れる
ようになった

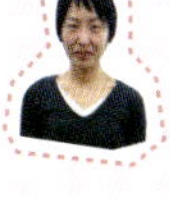

体験者
矢口さん

おからはヘルシーで、かつ、おいしい！
栄養価にも大注目！

豆乳のしぼりかすであるおからは、低カロリー、低糖質のヘルシー食材。“かす”とはいっても高たんぱく質で、ミネラル、カルシウムが豊富。さらに食物繊維の王様ごぼうの2倍はあるという不溶性食物繊維セルロースの効果で、お腹すっきり！が期待できます。

大豆イソフラボンも豊富で、女性ホルモンのバランスを調えて、シミやシワ改善にも効果的！

おからの栄養価（五訂日本食品標準成分表より）

	新製法	旧製法
エネルギー	111kcal	89kcal
たんぱく質	6.1g	4.8g
水分	75.5g	81.1g
炭水化物	13.8g	9.7g
食物繊維	11.5g	9.7g
脂質	3.6g	3.6g
カリウム	350mg	230mg
カルシウム	81mg	100mg
マグネシウム	40mg	37mg
リン	99mg	65mg
鉄	1.3mg	1.2mg
亜鉛	0.6mg	0.6mg
ビタミンE	0.7mg	3.5mg
ビタミンK	8μg	6μg
ビタミンB1	0.11mg	0.11mg
ビタミンB2	0.03mg	0.04mg
葉酸	14μg	12μg
コレステロール	0	0

※旧製法、新製法についてはp36を参照してください。　（100g当たり）

料理の味もランクUP!

おからを料理に加えるだけで、低カロリーで低糖質のヘルシーおかずに変身！　水分を含むととろみを加えつつ増量し、調理の仕方や加熱方法次第でしっとりジューシーになったり、パラパラサックリになったりといろいろな食感が楽しめます。

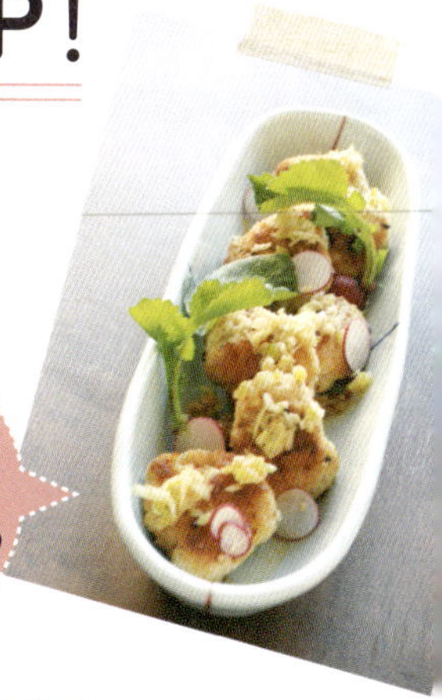

揚げものもOK!
カラッと
ジューシー♡

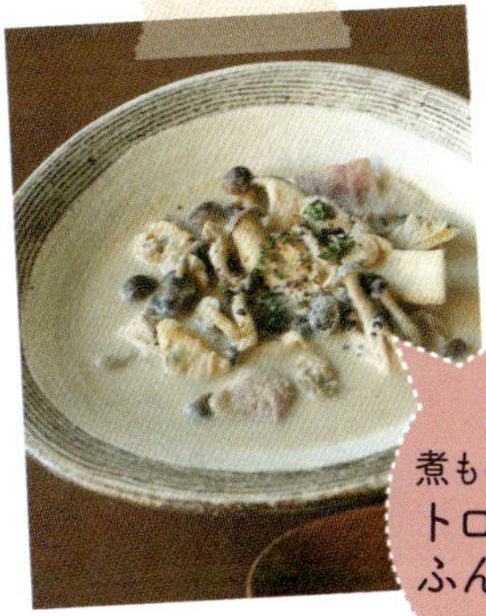

煮もの、スープが
トロトロ
ふんわりでなごむ

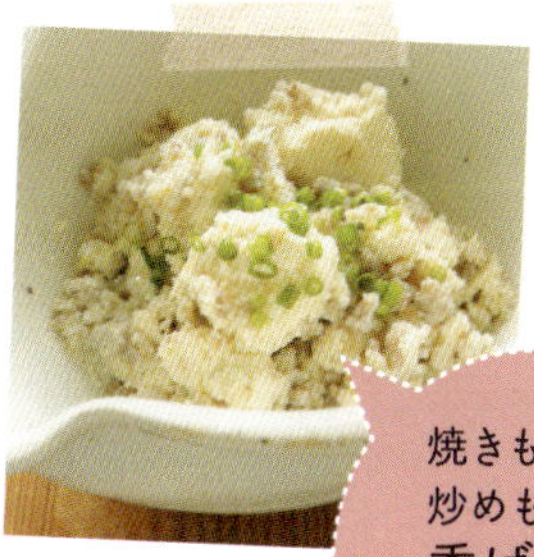

焼きもの、
炒めものを
香ばしく
パラパラと
した食感に

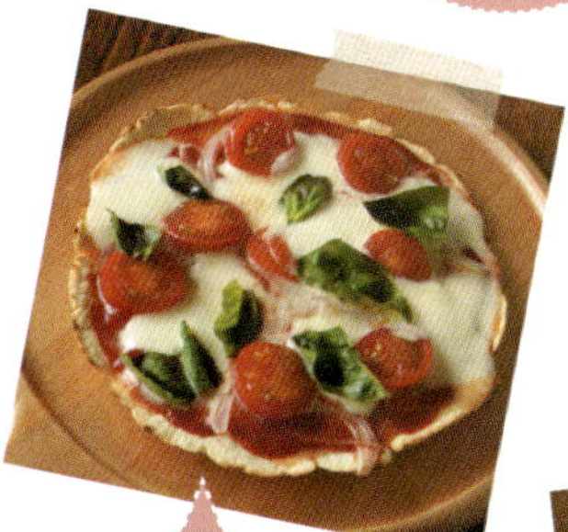

サクッ、
モチッ!の
生地で
大満足

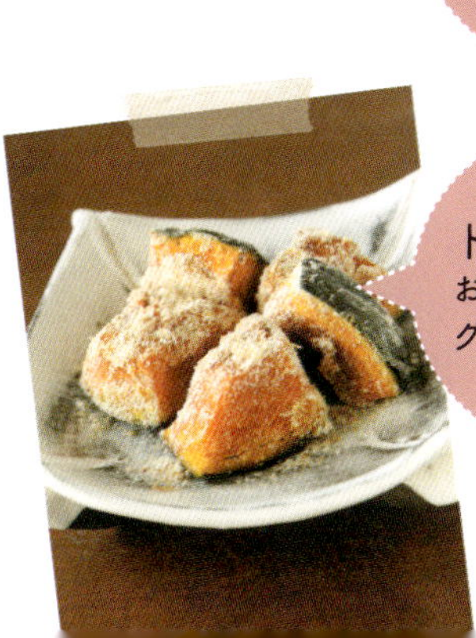

トッピングで
おいしさが
グーンとアップ!

まだある! おからダイエットメニューのスゴイところ4!!

おからはかさまし効果、楽しい食感、大豆のうまみをプラスするなど、料理をおいしくする要素をたくさん持っています。

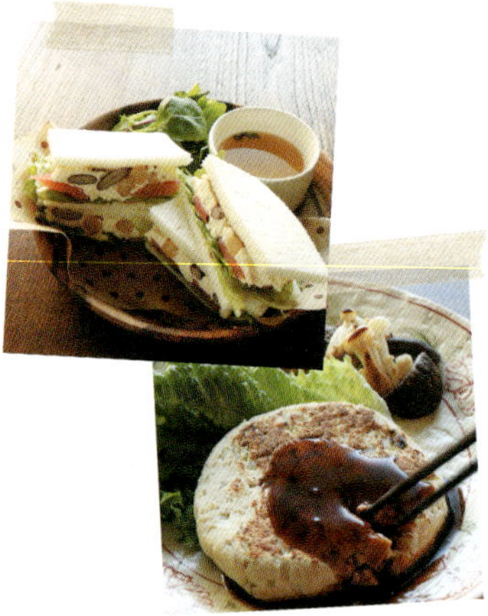

スゴ1 ものすごくボリュームUP!

ひき肉やゆで卵など、いつもの主材料の何割かをおからにかえると、ボリューム感はそのままで、カロリー&糖質カットができます。さらに水分を含むとかさが増えるので、より量感もアップ! おからを使えば空腹を我慢しながらダイエットをする必要はありません。

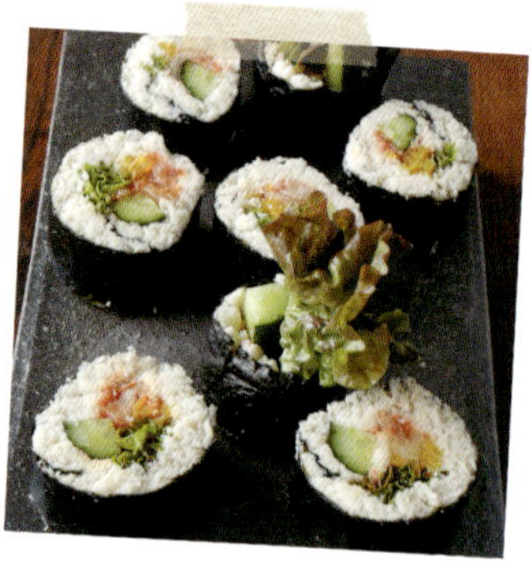

スゴ2 炭水化物のかわりになる!

ダイエットでいちばんつらいのが、主食など炭水化物を抜くこと。少しでもカロリーや糖質を抑えたいなら、ごはんや小麦粉などに生のおからを混ぜましょう。完全に炭水化物をカットしたいのならば、おからを代用すれば無理なくできます。

スゴ3 とにかく超おいしい!

おからは
どんな料理でも
おいしく!

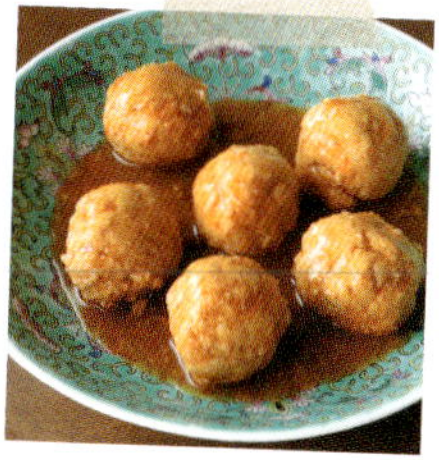

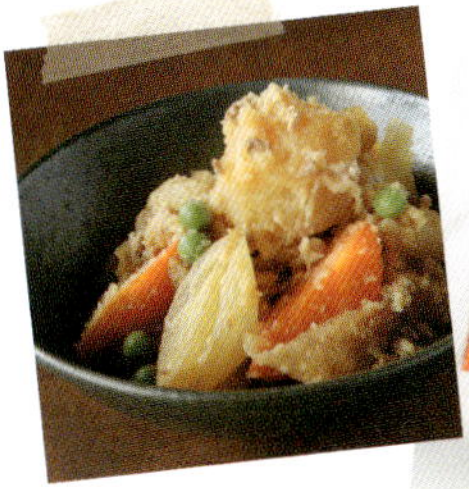

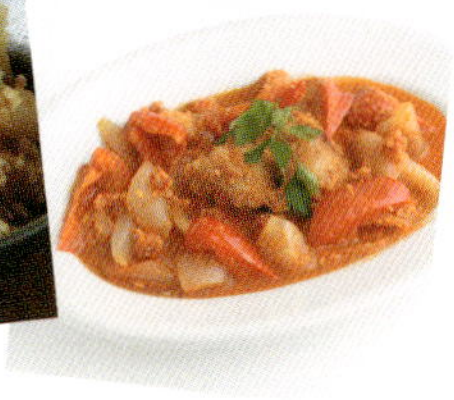

生、パウダーに関係なく、おからには大豆の風味とうまみ、ほのかな甘みがしっかり残っているので、料理の味わいをアップさせる効果があります。また煮汁に溶け出したおからがやさしいとろみとなって、料理の舌ざわりをなめらかにします。生地などに混ぜると、味は変わらず、甘みとコク、さらに弾力もプラスされます。

スゴ4 混ぜるだけでOK!

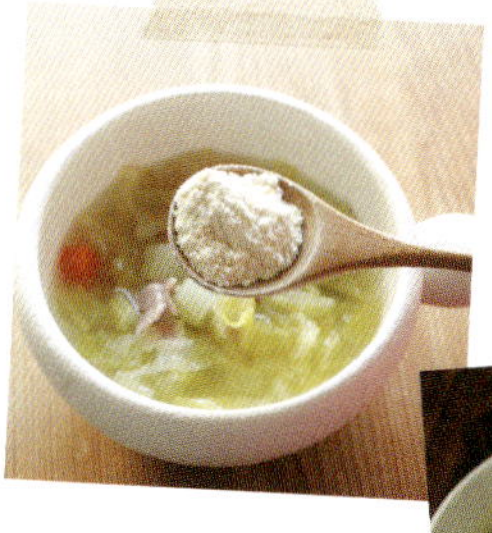

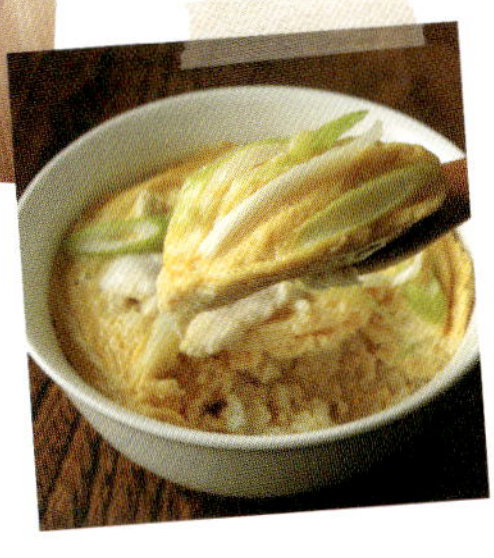

おからは
そのまま使える
お手軽食材

パウダーや生のおから、おからだねを料理に混ぜるだけで、あっという間にボリューム満点でもローカロリーの一品が完成です。パウダーは少量をパラパラと混ぜるだけでも、水分を吸ってかなりのボリュームになります。ひき肉と炒め合わせたおからだね（P42 参照）は、そのまま使うことができて便利です。

お医者さんも太鼓判！
おからのパワー！！

糖質オフダイエットで、
自身も無理なく“ラクラクやせ”に成功した
医師の銅冶英雄先生にお話をうかがいました。

わたしも体重-14kg減の
ダイエット成功者です！

ダイエットを成功させるためには、栄養バランスやカロリーを意識して食事をとることが大切なのは、みなさんよくご存じだと思います。ところがわかっていても多忙な現代人がこれを守ることはなかなか難しいのが現実。食事時間は遅くなりがちで、さらに空腹感が増しているので一気に食べてしまう……。これでは脂肪が蓄積されるばかりで、ダイエット成功は夢のまた夢です。
というわたしは、ダイエット成功の夢をかなえた一人です。半年間で65kg→51kgへと、−14kgの減量に成功し、肥満度を表すBMI値も24.5→19.2に減少しました。食事を我慢することなく、半年間でみるみるやせたのです。それから約5年経ちますが、まったくリバウンドすることもありません。

銅冶英雄（どうやひでお）
お茶の水整形外科機能リハビリテーションクリニック院長／医学博士
1968年新潟県生まれ。2010年3月に、東京・お茶の水に自身のクリニックを開院。
整形外科専門医として一般整形外科診をおこなうとともに、リハビリテーション専門医として、運動療法、靴、栄養療法を用いてカラダの本来の機能を取り戻すための独自の機能リハビリテーションを実施。運動療法をおこなうと同時に、必須栄養素の食事指導、炭水化物抜きダイエットなどをおこなう。

ハンバーガーショップでも、“ノー・バンズ（パンなし）”を貫き、外食でも炭水化物カットです

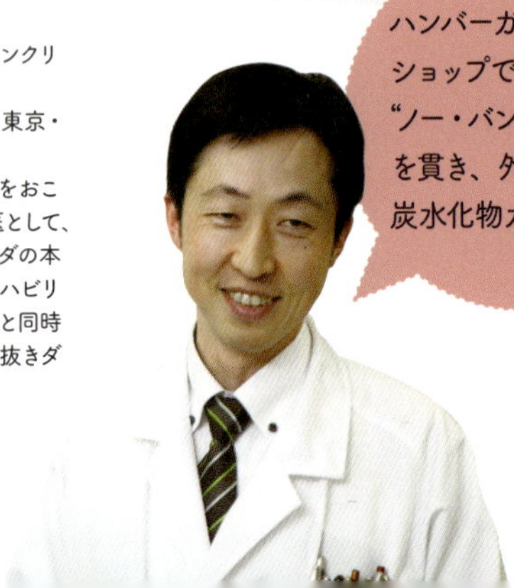

糖質オフダイエットでおいしくラクやせ

わたしがずっと実践してきたダイエットの方法は、ごはんやパン、めん類などの主食を一切食べないかわりに、肉や魚、卵などを、野菜や豆腐とともに食べる「炭水化物抜きダイエット」、「糖質オフダイエット」と呼ばれるものです。この食事法の利点は、ボリュームたっぷり食べてもOKなので、我慢や辛いという言葉とは無縁といってよいでしょう。
炭水化物は糖質と食物繊維からできていますが、エネルギー源として活用されずにあまった糖質は、脂肪として蓄積されていき、肥満につながります。毎食、炭水化物を中心にした食事をとっていると、消費されずに蓄積される糖質が多くなっていくわけですから、炭水化物をとるのをやめようという単純な考え方です。

おからなら糖質ダイエットがさらに効果的

その点、おからは、大豆本来のたんぱく質も持ち、炭水化物のほとんどが食物繊維で糖質がわずかという低糖質食品であり、低カロリー食品でもあります。さらに水分を含むと増量するので、ボリュームも満点！　ダイエットにぴったりの食品といえます。また脂肪代謝を改善し、アンチエイジング効果も期待できる大豆サポニンや大豆イソフラボン、骨を丈夫にするカルシウムなども含むので、健康的できれいにやせることができます。おからをチーズやかつお節、ひき肉などと合わせると、さらにたんぱく質が充実し、また食物繊維の効果で、おいしく食べて、お腹はすっきりという状態になります。
ただし、食物繊維の多いおからを突然、大量に食べると、体質によっては下痢を起こすこともあります。その場合は、様子をみながら少しずつ増やしていきましょう。

きれいやせできる！ おからの すごい健康パワー5！！

食べればダイエット＆健康効果が期待できるおから。
中でも代表的な5つのパワーをクローズアップしました

パワー 1

ダイエットに必須のたのもしい低糖質食品！

おからの栄養素で占める割合が多いのが炭水化物ですが、ほとんどがカロリーのない食物繊維で糖質はほんのわずか。糖質は主にエネルギー源（カロリー）として利用されますが、消費エネルギーの少ない生活を送っていると、あまった糖質はどんどん脂肪として蓄積されていきます。その点、おからは、おいしくてダイエットにぴったりの低糖質食品です。さらにおからの食物繊維には水溶性と不溶性の両方が含まれています。水溶性食物繊維は、その後に食べる糖質の吸収をゆるやかにし、血糖値の急上昇を抑えて、脂肪の生成を防ぎつつ、脂肪燃焼を促進します。ほかにナトリウムの吸収も防ぐので、むくみ予防にも効果的です。

パワー 2

不溶性食物繊維がおどろくほど腸内をきれいに

おからに含まれる2種類の食物繊維のうち、不溶性食物繊維は水分を吸収すると増量されて、腸のぜん動運動を活発にします。結果、便の排泄が促進されて腸内環境がきれいに整い、便秘が解消されるのでお腹まわりがすっきり！またデトックス効果で、肌トラブルの解決にもつながります。食物繊維が多いと噛む回数が増えるため、少量でも満腹感が得られて食べ過ぎを防げるので、無理なく“腹八分目”で満足できるようになります。さらにおからの糖質の主成分には、腸内の善玉菌のえさになるオリゴ糖も含まれており、食物繊維とのW効果で腸内環境を整えます。食物繊維の多い野菜や海藻などと合わせて食べれば、さらに効果がアップします。

おからの
食物繊維パワーが
太らないための
体質づくりを
全面バックアップ！

パワー 3
大豆の栄養素で
脂肪の代謝効率をアップ！

おからには大豆の主成分である、良質の植物性たんぱく質も残っています。ひき肉などの食材と合わせればボリュームアップするのに加え、手軽にたくさんの植物性たんぱく質をとれます。また、大豆たんぱく質や大豆サポニン、大豆イソフラボンには、脂質代謝の効率を高める働きもあります。脂質の生成や吸収を防いだり、分解を促進して、肝臓などの内臓脂肪をたまりにくくするため、肥満や生活習慣病予防に役立ちます。

パワー 4
骨を丈夫にする

ダイエットを続けていると心配になるのが、骨粗しょう症など骨への影響。でもおからには豆乳の5倍以上のカルシウムがあり、さらにカルシウムの吸収を助けてくれるリジンを含むので、骨や歯を丈夫にしてくれます。またカルシウムには興奮やイライラを抑える効果もあり、精神の安定にも役立ちます。ダイエット中は、食べられないというストレスでどうしてもイラつきがち。おからを小魚やチーズなどと合わせ、より効果的に摂取しましょう。

パワー 5

大豆イソフラボンで美肌 & 美ボディに

おからには、女性ホルモンのエストロゲンに似た、大豆イソフラボンが含まれています。無理なダイエットをすると、ときには女性ホルモンが乱れて生理が遅れたり、来ないなんていうことも。そんな心配を解決してくれるのが、おからの大豆イソフラボンです。大豆イソフラボンには、肌荒れ、シミ、シワを改善し、美白や保湿効果も期待できます。おからはおいしく食べれば、内側からも外側からもあなたを美しくしてくれるのです。

↓

おから パワー をとり続けると！

- おいしく無理なく、糖質とカロリーをしっかりカット
- 食べるボリュームは十分なのに、体が引き締まってくる
- 便通がよくなってお腹すっきり！　むくみも解消 !!
- 生理痛がやわらぐ
- バストアップし、ハリが出る
- イライラがなくなって、安眠 & 快適な目覚め
- 肌トラブルがなくなり、肌に透明感が出る

おからダイエットにさっそく挑戦!

ダイエット成功のカギを握るのは、一日の食事バランス!
朝・昼・夜にぴったりの食事のスタイルをご紹介します。

朝

体を目覚めさせるおからスムージー

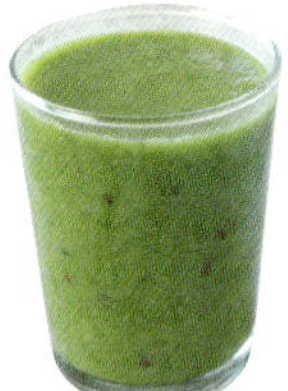

ダイエット中は朝の食事も大切なポイント。そこでおすすめなのが、忙しい朝でも簡単に摂取できるおから入りのスムージー。通常のスムージー同様、野菜やフルーツ、乳製品などで栄養バランスをとりつつ、おからを加えることで満腹感を高めます。おからの食物繊維の働きで腸の動きが活発化して便通もよくなります。

昼

ランチは好きなものをどうぞ!

前日に蓄えたエネルギーが目覚めてから少しずつ消費され、お昼ぐらいにそのピークを迎えます。この時間帯ならカロリーや糖質が少々高めの食事をしても、エネルギーとして消費されるので大丈夫。また食事制限でたまったストレスも、好きなものを食べることで解消されます。揚げものやめん類、甘いものなどは、できるだけお昼に食べるようにしましょう。ただし、少しでもダイエットを早く成功させたいならば、暴飲暴食は避けて腹八分目を守るようにします。

成功のPoint

- 1日2回はおからメニューを食べる
- 水分をたっぷりとる
- 炭水化物は極力控えめに
- 料理はできたてを食べる
- おからは少量ずつとり入れて、腸をならす

＼おからダイエットなら／

おやつもOK!

なるべく食感のあるものをチョイスして

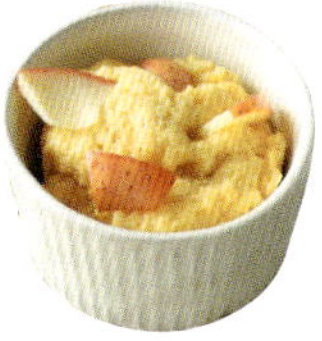

ダイエット中に甘いものが欲しくなったときは、ひたすら我慢！？　いえ、おやつもデザートも少しの量ならばOKです。でも糖分が多いお菓子類などはできるだけ避けるようにし、食べごたえのあるフルーツなどにするとよいでしょう。また、おからの自然の甘みを活かしたスイーツ（P126参照）は、ダイエットにぴったりです。

夜

500kcalの満腹おからたっぷりメニュー！

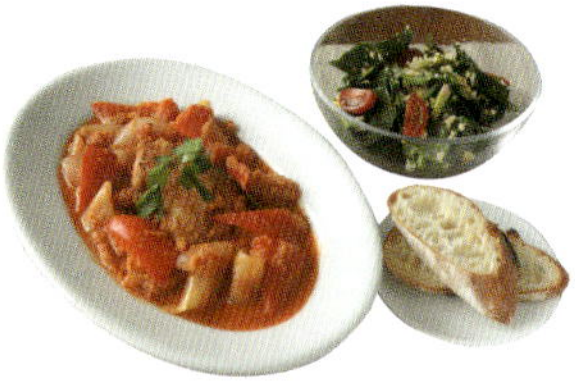

18時以降は、エネルギーを蓄積する時間帯。できれば18時前に食べてしまいたいところですが、実際は忙しくてなかなか難しいもの。しかし、おからたっぷりの500kcal台の食事であれば、少々遅い時間でも太る心配はありません。おすすめは複数の料理をバランスよく組み合わせた、定食仕立ての献立です（P28参照）。

組み合わせ自由自在の夜ごはん
満腹＆充実！ 500kcal定食

500kcal台の代表的な食事のスタイルを紹介します。
組み合わせは、その日の気分で自由にどうぞ！

主菜＋小さなおかず＋ごはん＋汁もの 546kcal

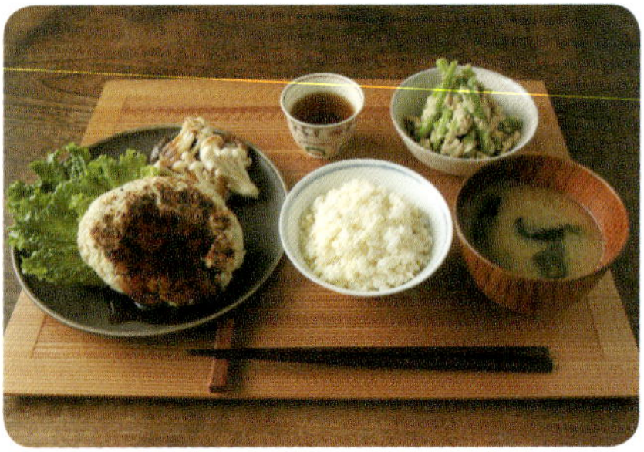

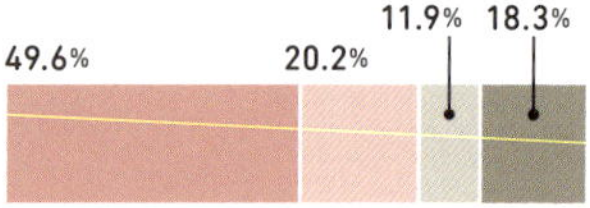

- おからハンバーグ　271kcal…49.6%
- いんげんのおからごまあえ　110kcal…20.2%
- わかめと油揚げのみそ汁　65kcal…11.9%
- おからごはん　100kcal…18.3%
- ウーロン茶　0kcal

主菜＋小さなおかず＋パン 527kcal

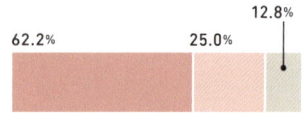

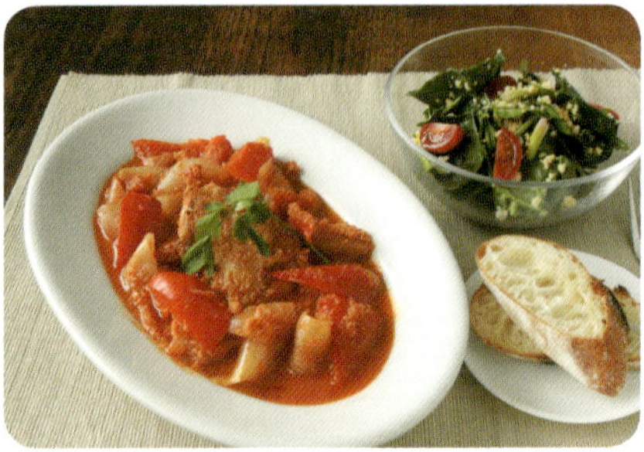

- チキンと野菜のトマト煮込み　328kcal…62.2%
- ほうれん草のミモザサラダ　132kcal…25.0%
- フランスパン（1㎝厚さ２切れ）　67kcal…12.8%

主食＋小さなおかず　432kcal

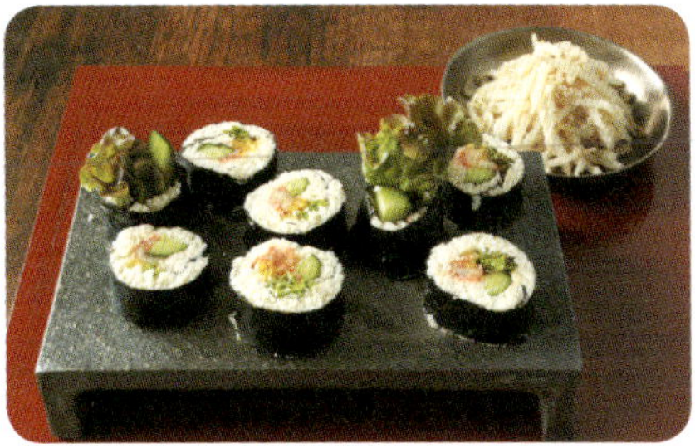

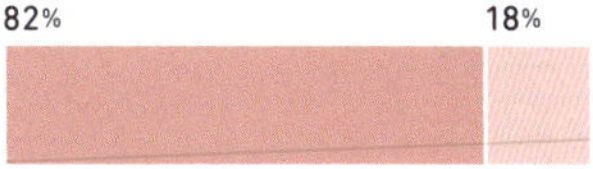

● キンパ
（韓国風のり巻き）　353kcal…82%

● もやしのナムル　79kcal…18%

主食＋汁もの　425kcal

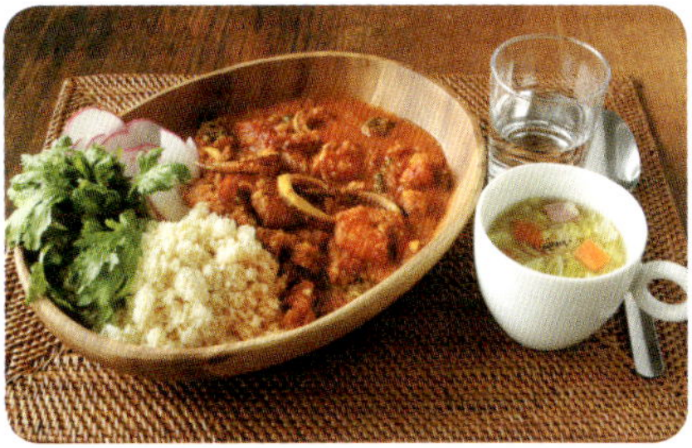

● ヘルシーなシーフードカレー
＋おからごはん100g
383kcal…90.1%

● ラクちん野菜スープ（塩味）
42kcal…9.9%

主食＋小さなおかず＋汁もの　301kcal

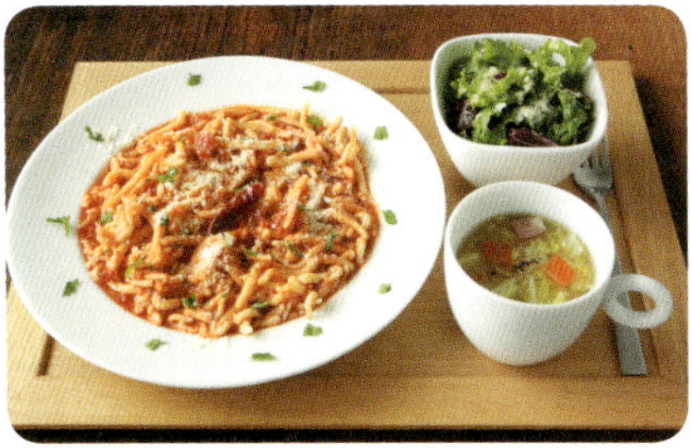

● ショートパスタのトマトソース
227kcal…75.4%

● グリーンサラダ＋おからチーズパウダー
32kcal…10.6%

● ラクちん野菜スープ（塩味）
42kcal…14.0%

わたしたちおからダイエットの効果を実感しました！

おからダイエットに約１カ月間チャレンジした６人から、やせた！きれいになった！など、うれしい声が届きました。どんな効果があったのか、一挙大公開します！

体験者

今野涼子さん

（35歳・会社員）

結果 **3週間で3kg減！**

身長 150cm
50.1kg → 47.1kg

before

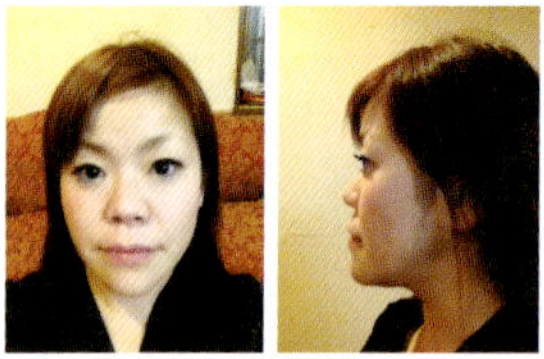

After

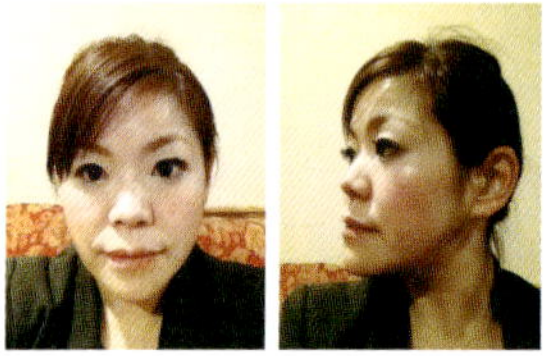

Diary

Diet Menu

Voice 体重がついに 1kg減。不思議なことにおからを食べ出してから、ぐっすりと心地よく眠れるようになった。

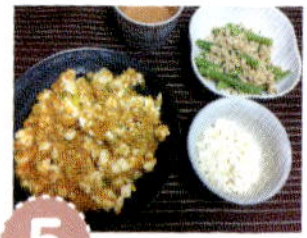

5日目

Voice 体重1.5kg減。肌に透明感とハリが出てきたと感じていたら、まわりからも「きれいになった」との声も。

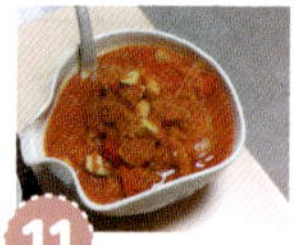

11日目

Voice 体重 2.8kg減。顔のラインがシャープになり、お腹まわりもすっきりとしてメリハリボディになってきた。

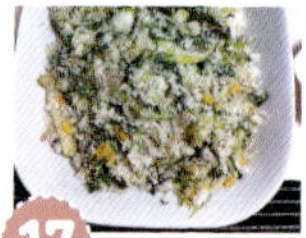

17日目

体験者

荒木友美さん

（28歳・会社員）

結果 **1カ月で2.1kg減！**

身長160cm
55.6kg → 53.5kg

before

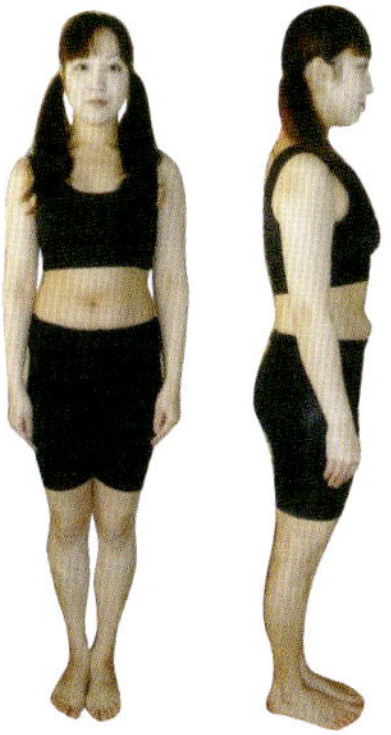

↓

After

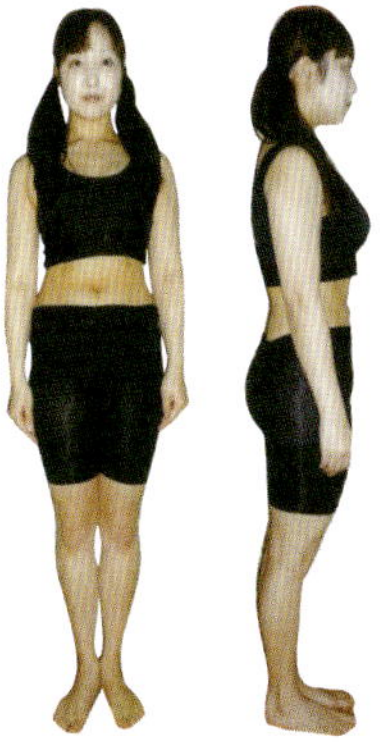

Diary

Diet Menu

Voice おからを使うと、料理の味がやさしくなることにびっくり。開始して3日目からお通じがよくなり、肌もきめ細かくなったように感じる。最初に体脂肪が減り出し、続いて少しずつだが体重が減りはじめた。

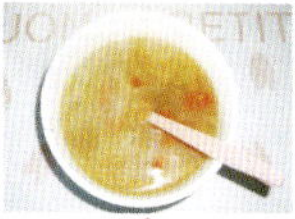

＋

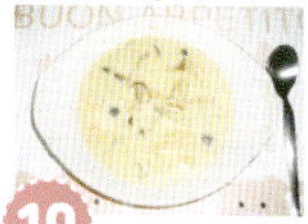

10日目

Voice 胸にハリが出て、バストアップしているような気がする。おからチャーハンは簡単で、おからを加えるとごはんが3倍くらい増えるのが感動的。バナナ豆乳スムージーは、ゆっくり飲むと、ほどよい満足感を得られる。

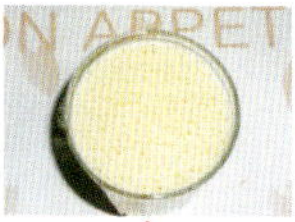

＋

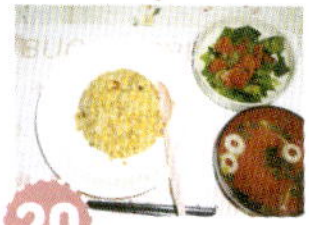

20日目

Voice お通じがとてもよく、お腹のあたりがすごく軽くなった。吹き出物が消え、お肌の調子もgood。やせるだけでなく、内側からきれいになっているように思う。これからもおから料理を食べていきたい。

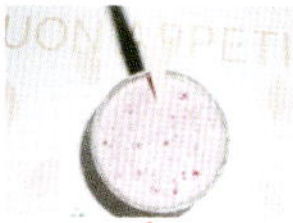

＋

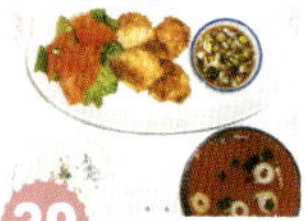

30日目

体験者

矢口亜紀さん

（35歳・フリーライター）

結果 **1カ月で2.3kg減！**

身長155cm

47.5kg → 45.2kg

before

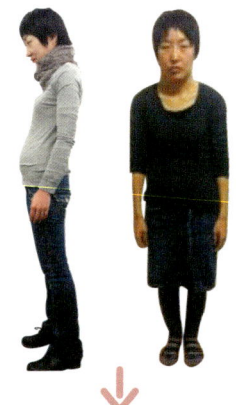

After

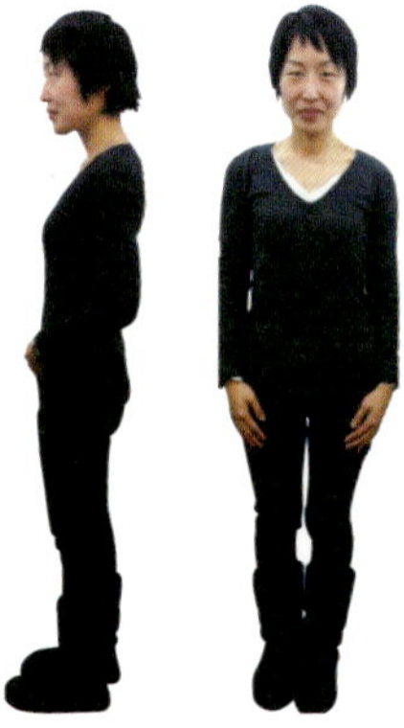

Diary

Diet Menu

Voice 2kg増加で下腹部の皮下脂肪がものすごいことに。デニムがかなりキツキツ！ がんばるぞ！

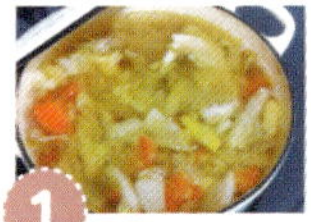

1日目

Voice −500g。どっさりとお通じがあり、美肌＆精神安定効果も。野菜がおいしい！

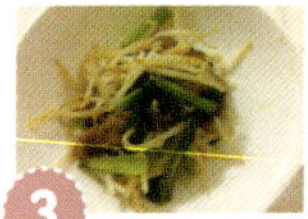

3日目

Voice お通じがとにかく快調でお腹まわりがすっきり！ この時点でうれしいことに1kg減。

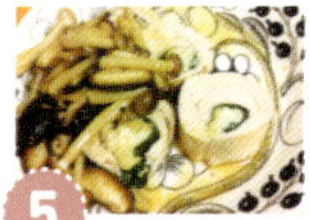

5日目

Voice お通じ、肌ピチに加えて安眠も。友達にやせた？と言われるように。1.2kg減。

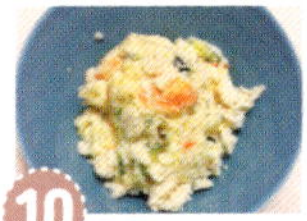

10日目

Voice 夜、会食があったのに1.5kg減。23インチのデニムがはけ、ドーナツ肉が消滅！

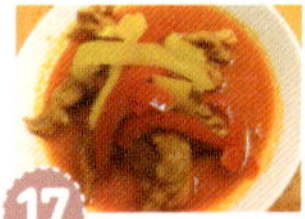

17日目

Voice 2kg減。肌ツヤ＆美白効果も実感中。フェイスラインがかなりシャープになった。

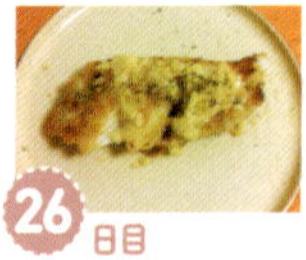

26日目

体験者 吉元るなさん
（24歳・美容部員）

結果 **1カ月で2.2kg減！**

身長 151.5cm
43.8kg → 41.6kg

before
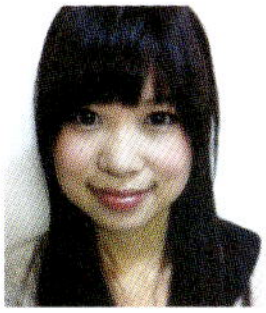

After
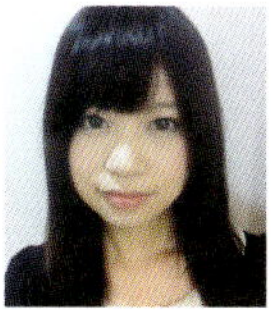

Voice 顔のむくみが取れて小顔になり、肌も明るく白くなった。お通じも絶好調で、お腹まわりがすっきり。

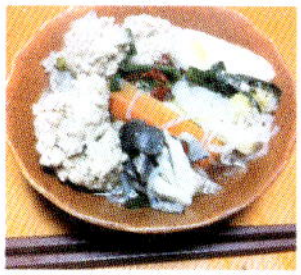

体験者 三須亜希子さん
（37歳・フリーアナウンサー）

結果 **25日で1.1kg減！**

身長 156cm
45.1kg → 44kg

before
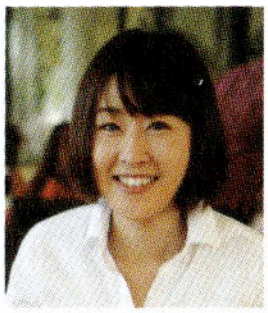

After
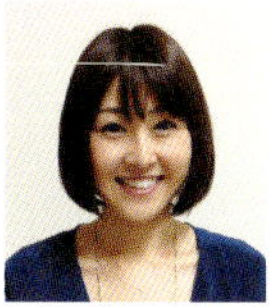

Voice 頑固な便秘が解消し、ニキビも消えてお腹がぺったんこに。食べているのに体重が減ったのでびっくり！

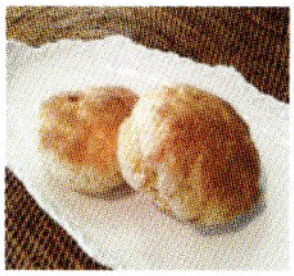

体験者 咲本弥生さん
（26歳・モデル）

結果 **1カ月で1.9kg減！**

身長 155cm
45kg → 43.1kg

before
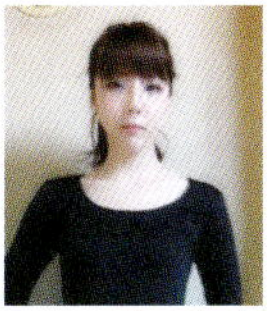

After
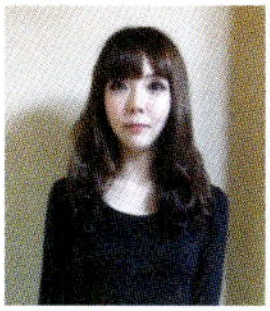

Voice よく食べているのに体重が減った。疲れにくくなり、便通も良好。肌、髪、爪のツヤが増した気がする。

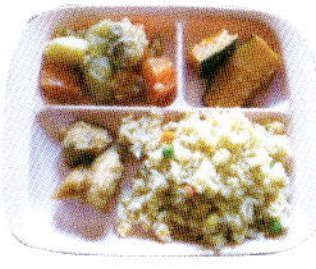

\Part/

1

OKARA Foundations

ラクにおからダイエットを成功させるための基本ワザ

ダイエットを無理なく続けるために、
主材料となるおからの種類や上手な使い方、
飽きない調理テクなどをご紹介します。

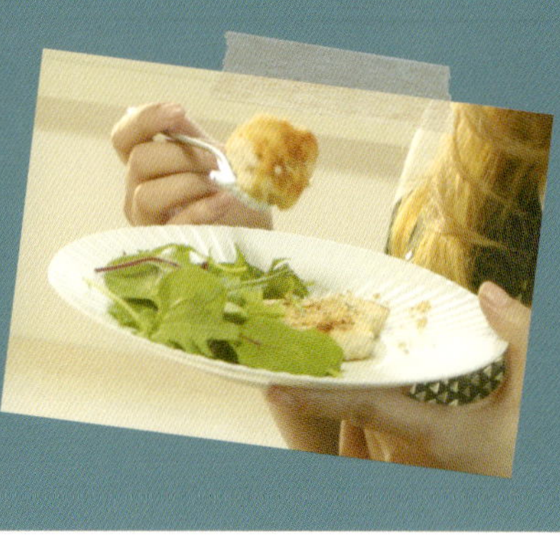

基本 1

生とパウダーを使い分けて、おいしいダイエット

おからは生とパウダーともに、料理のボリュームをアップさせ腹持ちをよくすることは変わりませんが、作る料理に合わせて使い分けることがポイントです。食感を出したいときや水分の少ない料理には生がおすすめ。スープやジュースに溶かし、なめらかな食感に仕上げたいときにはパウダーを選びましょう。

基本 2

毎日食べても飽きないメニューで成功率UP

おからといえば和食！と思いがちですが、味が淡泊なので和・洋・中・エスニックなどいろいろな料理で楽しめます。その上、低カロリー＆低糖質食品なので、たっぷり加えても安心。空腹感を我慢しなくてもOKです。大豆の甘みやうまみが残ったおからが、料理の味をおいしくしてくれます。

基本 3

いつでもすぐ使えるように作りおき＆アレンジしておく

おからを、生地やひき肉だねなど料理のベースにしたり、トッピングなど味のポイントに加えるとヘルシーさとおいしさがアップします。そのためには思いたったときにすぐに使えるよう、あらかじめ作って保存しておくと便利。調理時間が短縮できるので、忙しいときにもパパッと充実した献立にできます。

おからの種類はこの2つ！

生
Raw

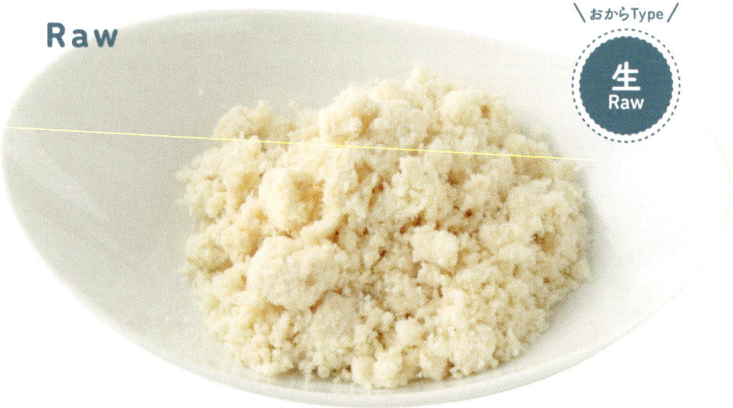

大豆を煮てすりつぶし、こしたものが「豆乳」。残ったかすが「おから」。豆乳ににがりなどを加えて固めたものが「豆腐」です。おからは、お豆腐屋さんで売っている旧製法の水分が多いタイプと、スーパーなどで見かける水分が少ない新製法のタイプがあります。タイプに合わせて調理のときの水分や調味料の量を調整します。

パウダー

Powder

＼おからType／

パウダー
Powder

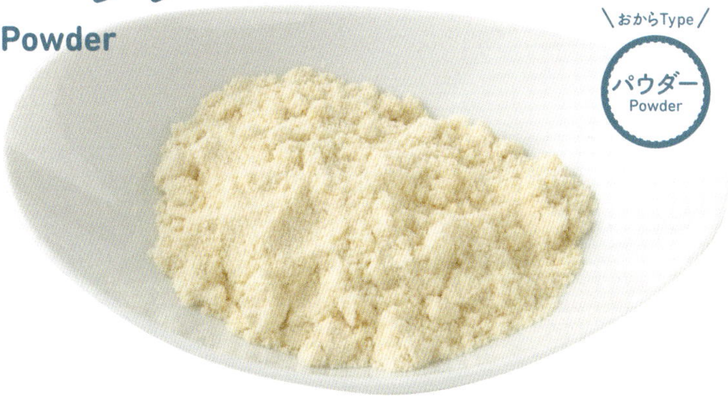

生のおからを乾燥させパウダー状に加工したものが「おからパウダー」。水で戻したり、汁ものに加えると4～5倍にふくらみます。密閉して冷暗所や冷蔵庫で保存しておけば、いつでも使えて便利です。おからパウダーは粒子の粗いものから細かいものまで、メーカーによって状態が違います。好みの食感に合わせて選んでください。

パウダーがないときは！

おからパウダーは大型スーパー、健康食品販売店、製菓材料販売店、あるいはインターネットなどで購入できます。どうしても手に入らない場合は、耐熱皿に生おからを広げて、電子レンジで約2分間加熱して水分をとばしてもOK。細かくしたいときは、フードプロセッサーにかけるか、ポリ袋などに入れて手でもんでください。

基本 1

おからの
使い分けテクニック

生とパウダーを上手に使い分けると、失敗なく
手軽にダイエットメニューができ上がります。

Type 生の場合

料理のボリュームUP

火を通す通さないに関わらず、料理に加えるだけでボリュームアップ！ 多少カロリーがプラスされるだけで、量は約倍になります。

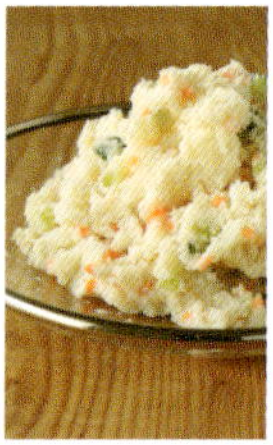

ジュワットロッの食感に仕上げる

生のおからに水分をプラスして火を通していくと、汁気に溶けるほどに、ゆるいとろみがついてきます。水溶き片栗粉のかわりに使い、カロリーダウンを！

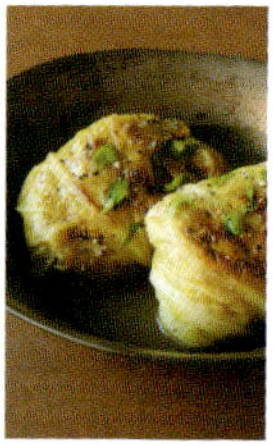

よくかむ食感で満足感を出す

生のおからを使った料理には、独特の食感が加わります。そのため噛む回数が増えるので、満腹中枢が刺激されて満足感が高まります。

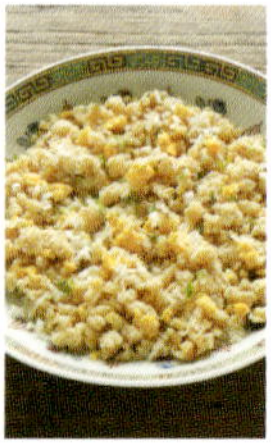

モチッサクッの生地を作る

生のおからの持つ水分が、小麦粉などの粉類と混ざり合い、弾力があるのにサクサクという絶妙の歯ごたえの生地に。しかもカロリーもカットもできます。

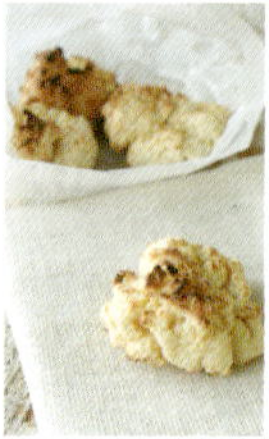

Type パウダーの場合

水分と合わせて、満腹感UP

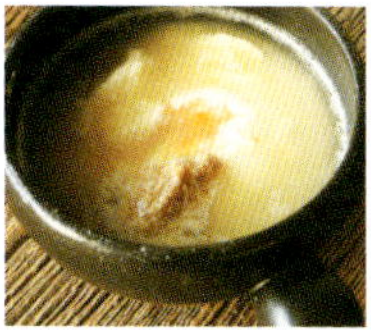

パウダー状のおからは、水分を含むほどに、量がどんどん増えます。さらに時間が経つとさらに増量するので、満腹感を高めたいときにはパウダーを早めに加えて少し煮るようにします。

調味料と合わせて風味をプラス

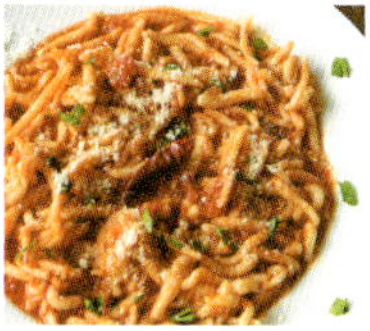

しょうゆやソース、ケチャップ、マヨネーズなど、いつもの調味料にパウダーを合わせると、おからのうまみや甘みが加わり、一段と味わい深くなります。もちろんボリューム感もアップ！

トッピングとして使う

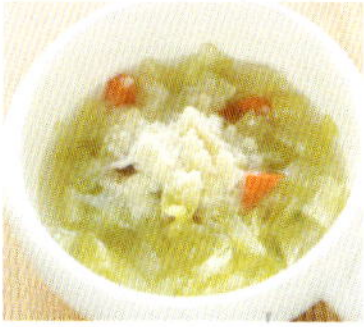

粉チーズやけずり節といった、トッピングでおなじみの粉状の調味料に、おからパウダーを混ぜ合わせて使うと、風味はそのままにカロリーダウンできます。さらに満腹感も高まります。

おからの保存方法

生おからは2～3日で使い切るのがベスト。保存する場合は、密閉容器やファスナーつきの袋に小分けして入れ、冷凍しておきます。解凍は電子レンジか湯せんにかけます。自然解凍はベタつくので避けましょう。パウダーも同様に密閉保存し、湿気の少ない冷暗所や冷蔵庫に入れておきます。

基本 2

飽きない調理テクをマスターして ダイエット成功率UP！

生、パウダーともに使える調理のテクニックです！

テク1 意外！おから メガ盛りOK!!

材料に加えて焼く・煮込む

ポイントは、ベースとなる材料におからを加えたらよく混ぜこみ、できるだけ均一になじませること。そうすると、食べたときにおからが入っていることをあまり感じさせない状態になる。

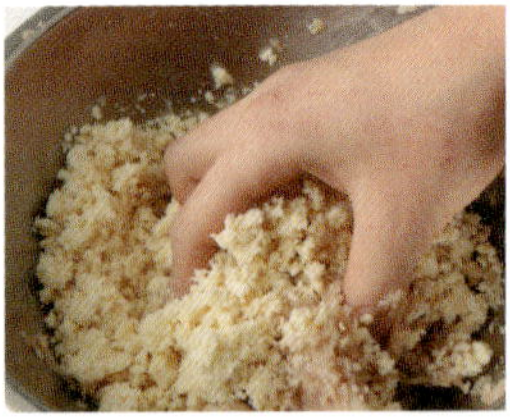

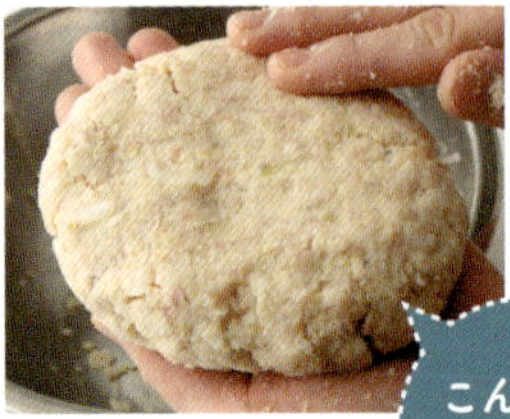

こんなに大きく！

具材と合わせて味わい深く

野菜や肉、魚介に直接おからを混ぜ合わせ、食材のひとつとして味と食感を活かす。生はそのまま加えてもよいが、パウダーは水分があるものに混ぜるとしっとりして食べやすい。

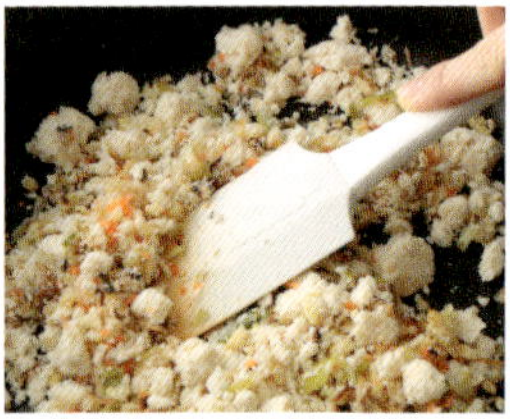

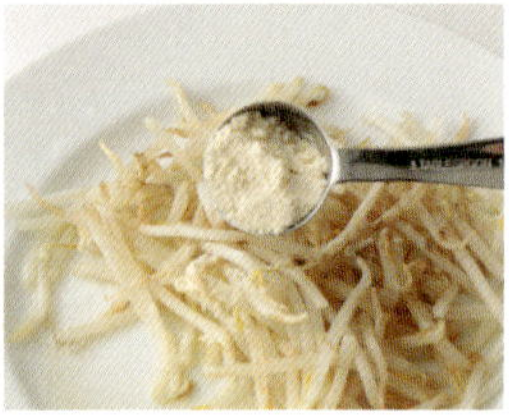

テク1 激うま納得！の隠し技いろいろ

つなぎとして

肉やたたいた魚介、納豆など、いろいろな食材におからを加えると、つなぎの役割を発揮する。食材を団子状にまとめたいときなどに合わせると、片栗粉などをまぶすよりも大幅にカロリーダウンができる。

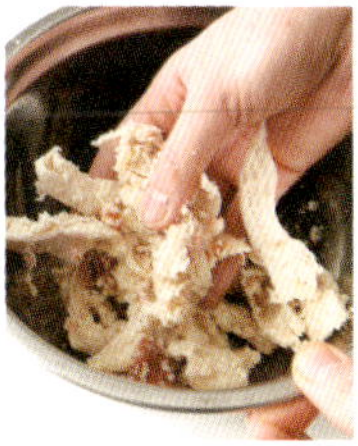

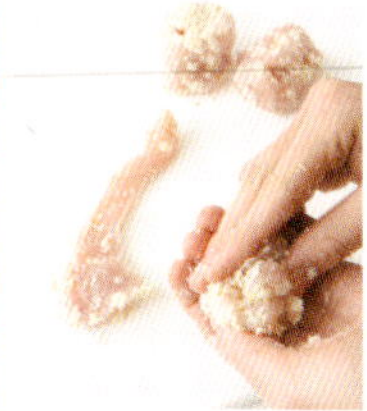

あえごろもに

ごまやクルミ、ピーナッツなどは栄養価は高いがカロリーも高め。そこであえごろもにおからを加えて野菜や魚介などにからめると、食感はそのままにヘルシーな一品のでき上がり。おからの甘みで糖分が少なくてもおいしい！

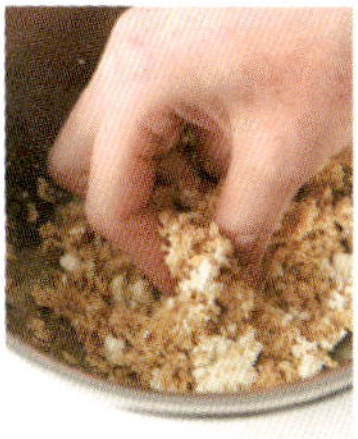

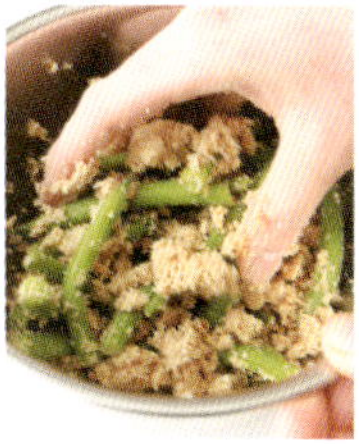

揚げもの、焼きもののころもに

ころもとして一般的な小麦粉やパン粉は、カロリーや糖質をアップさせる一因。おからパウダーで代用するとヘルシーで香ばしさも加味される。

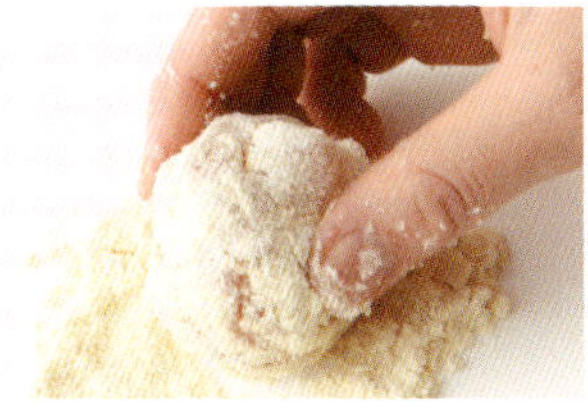

煮もののとろみづけ、あんかけのあんがわり

とろみやあんかけに不可欠な片栗粉も、カロリーや糖質が高め。ダイエット中は、加熱すると水分を吸ってゆるいとろみが出るおからで代用を。

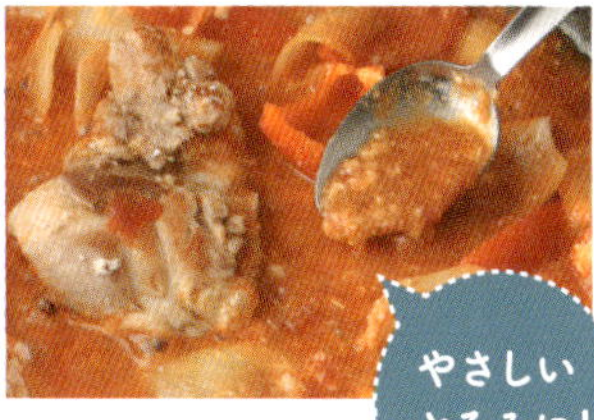

やさしいとろみに！

基本 3

いつでもすぐに使える 作りおき & アレンジを常備!

作っておくと便利でおからダイエットが長続きする、
ヘルシーで万能なアレンジ食材をご紹介します。

冷蔵庫で保存も OK!

おから生地

小麦粉などの粉類＋生おからで、弾力と甘みのある生地に。半量がおからになるので、カロリーや糖質カットができる。作り方は、通常の生地と同様に練ればOK。冷凍可能。

●材料と作り方

小麦粉や米粉などの粉類に同量の生おからを合わせ、水を加えて練る。作るものによって塩、油脂分の有無、水分の量は変わる。

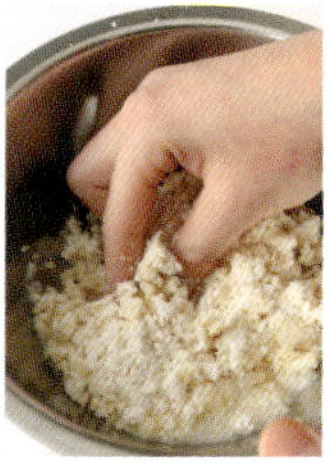

\ おからType /

生地 ベース

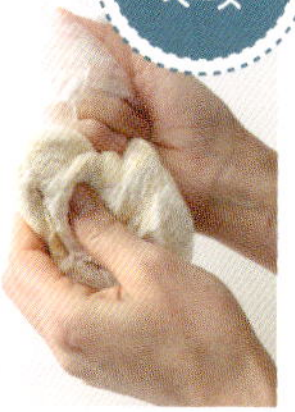

\ おからType /

ひき肉だね ベース

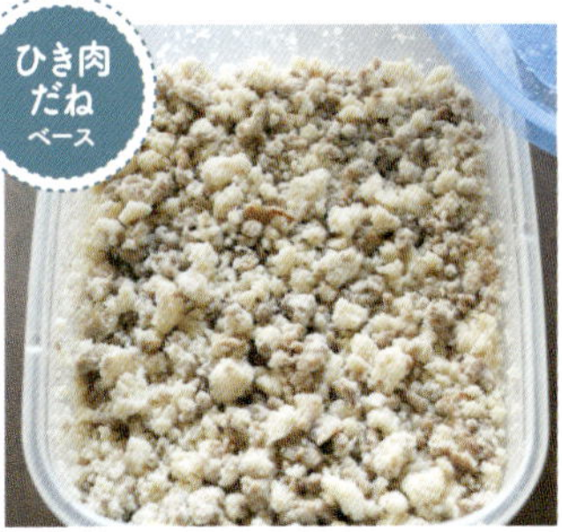

ひき肉だね

脂まで混ざったひき肉は、うまみは豊富だがダイエット時は控えたい食材。生おからを加えた「たね」なら、いろいろな料理に応用できてカロリーも大幅ダウンできる。

●材料（作りやすい分量）と作り方

豚ひき肉 100 ｇと酒大さじ2を混ぜ、色が変わるまで炒める。おから100 ｇを加えて炒め、塩こしょう各少々で調味する。

作りおきパウダーは強い味方！

チーズパウダー

＼おからType／

パウダー
チーズ

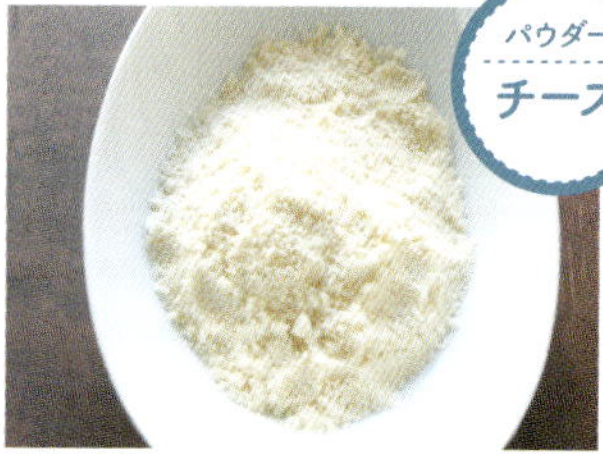

粉チーズ＋おからパウダーは、ほとんど味は変わらないのにカロリーカットでき、ヘルシーなチーズパウダーになる。粉チーズの種類、おからパウダーの粒子の細かさによって、違った味や食感が楽しめる。

●材料と作り方

粉チーズに同量のおからパウダーを合わせる。

おかかパウダー

＼おからType／

パウダー
おかか

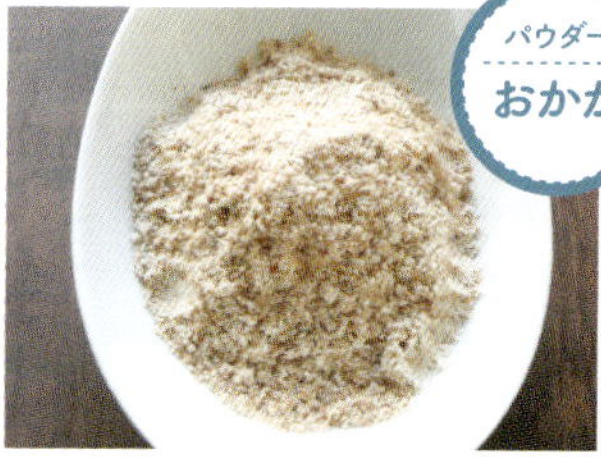

おかか粉＋おからパウダーで風味のよい和風パウダーに。ふりかけるだけでうまみが増し、汁気を含むとボリュームアップ。

●材料（作りやすい分量）と作り方

おかか粉大さじ 2 をフライパンに入れて弱火で炒り、パラッとしてきたらおからパウダー 10g を合わせて火を止める。

香味パン粉

＼おからType／

パウダー
香味
パン粉

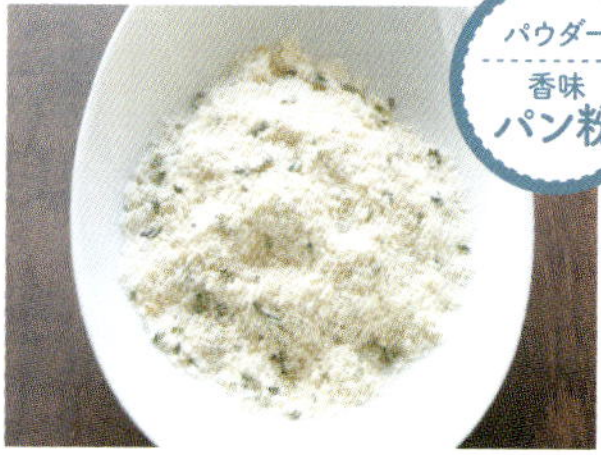

パン粉はカロリーや糖質が高いうえ、油の吸収率も高い。そこでパン粉＋おからパウダーでカロリーダウン。好みのハーブで香りもおいしさにすれば揚げ物だってOK。

●材料（作りやすい分量）と作り方

おからパウダー、パン粉各大さじ 2 ＋バジル、オレガノ各小さじ 1/2 を混ぜ合わせる。

\ Part /

2

OKARA
Main dish

200~300kcalの超ボリューム満点メイン料理

夜ごはんの量とカロリーをできるだけ減らすことが、ダイエット成功への近道。とはいえ我慢するのはとってもつらいこと。おからを加えるだけで、量感たっぷりで大満足の料理を存分に味わえます。

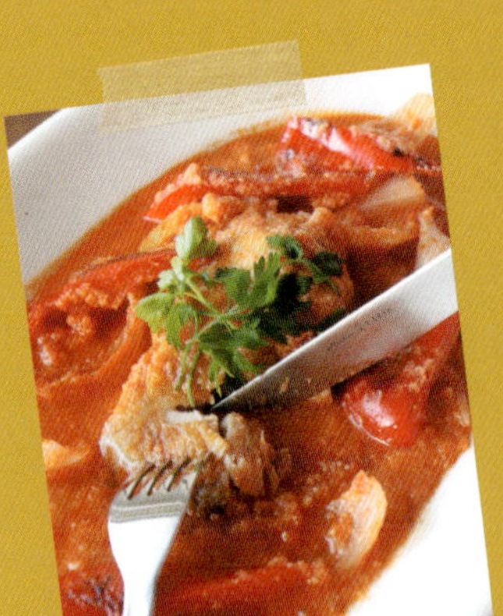

Cooking Point 1

おからでがっつりボリュームUP

生、パウダーどちらのタイプのおからも、水分を吸収しやすいという特徴があります。しかも水分を含むとかなりのボリュームになります。この特徴を賢く利用すれば、簡単にカロリーダウンができます。おからは料理のベースに使ったり、仕上げに加えたりと、いろいろな場面で大活躍します。

Cooking Point 2

ほとんどが食物繊維のおからの炭水化物＆大豆たんぱく質で脂肪燃焼！

おからは大豆たんぱく質とともに、食物繊維が豊富な炭水化物を含みます。この両者それぞれの効果で脂肪吸収が抑えられ、分解も促進されます。おからの炭水化物はそのほとんどが食物繊維ですから、料理に加えてたっぷり摂取しても、糖質オフになるのです。

Cooking Point 3

新鮮な野菜をたっぷりとり入れる

おからだけではとれない栄養素に、ビタミンAやビタミンCなどがあります。これらは野菜に多く含まれているので、料理をするときに加えたり、添えたりしてかならず摂取するように心がけましょう。特に旬の野菜は栄養価が高く味も濃くなっているので、料理の味をアップさせるのに一役買います。

トマトの酸味と野菜の甘みたっぷりの
本格的イタリア料理を、ヘルシーに！

チキンと野菜のトマト煮込み

328kcal

材料：1人分

おから（生）… 30g
玉ねぎ … ½個
パプリカ（赤）… ½個
鶏もも肉（皮つき）… 100g
トマトソース … 100g
水 … 1カップ
塩、こしょう … 各少々
おからのチーズパウダー … 適量
あればイタリアンパセリ … 適量

作り方

1 玉ねぎ、パプリカは大きめの乱切りにする。
2 鶏もも肉は塩、こしょう（各分量外）をもみこみ、温めたフライパンに皮目から入れて焼く。
3 2の鶏肉のまわりに、1を加えていっしょに焼く。
4 肉の皮目に焼き色がついたらひっくり返し、トマトソース、水、おから、塩、こしょうを加えてひと煮立ちさせる。そのままふたをし、途中で肉を返しながら約6分間煮込む。
5 器に盛っておからのチーズパウダーをふり、イタリアンパセリを飾る。

Dietテク

- おからといっしょに煮込めば、かさ増し効果が絶大
- おからがとろみとなって満腹感UP。肉と野菜を同時に食べられて栄養価も高い

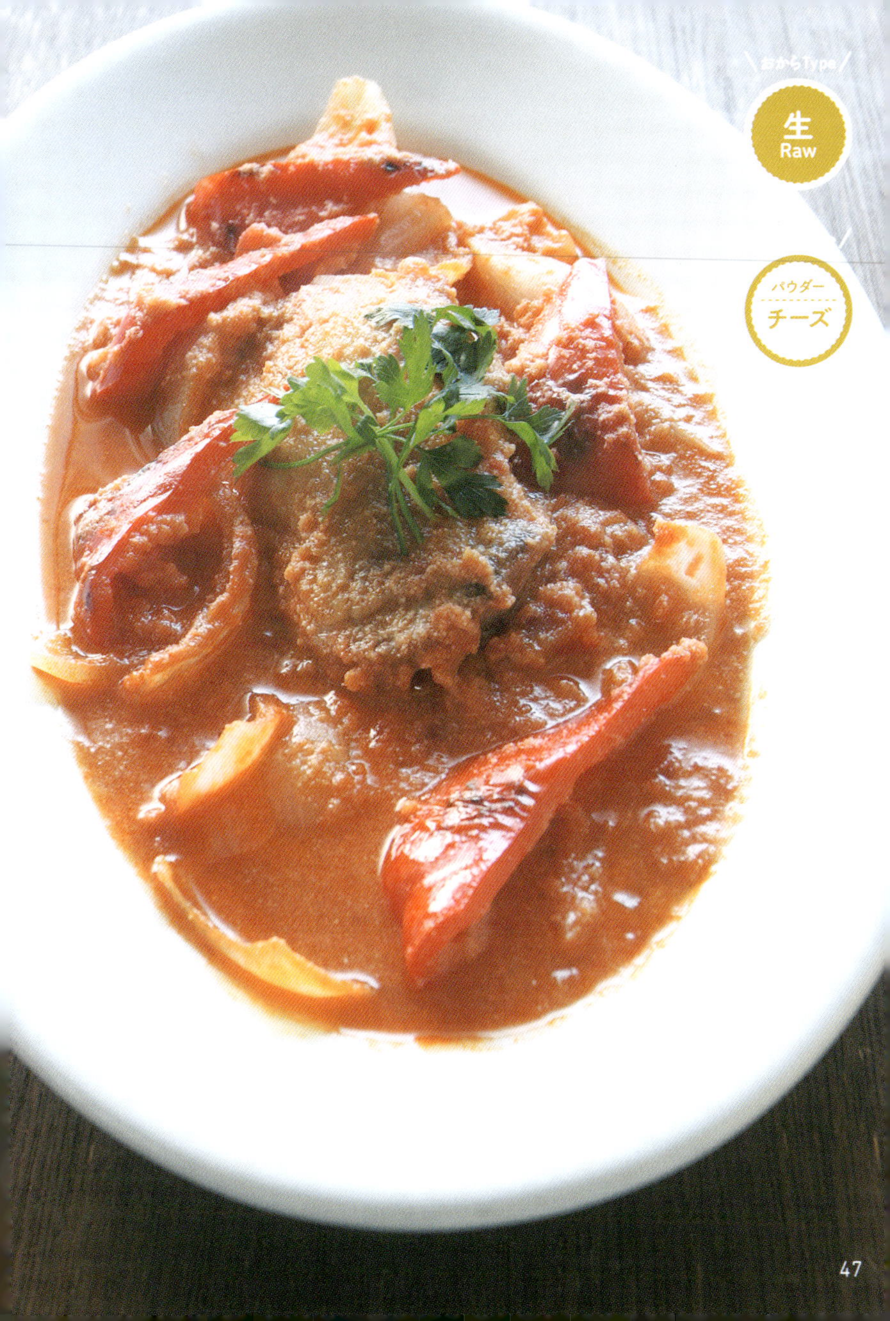

おからType

生
Raw

パウダー
チーズ

＼おからType／

ひき肉だね ベース

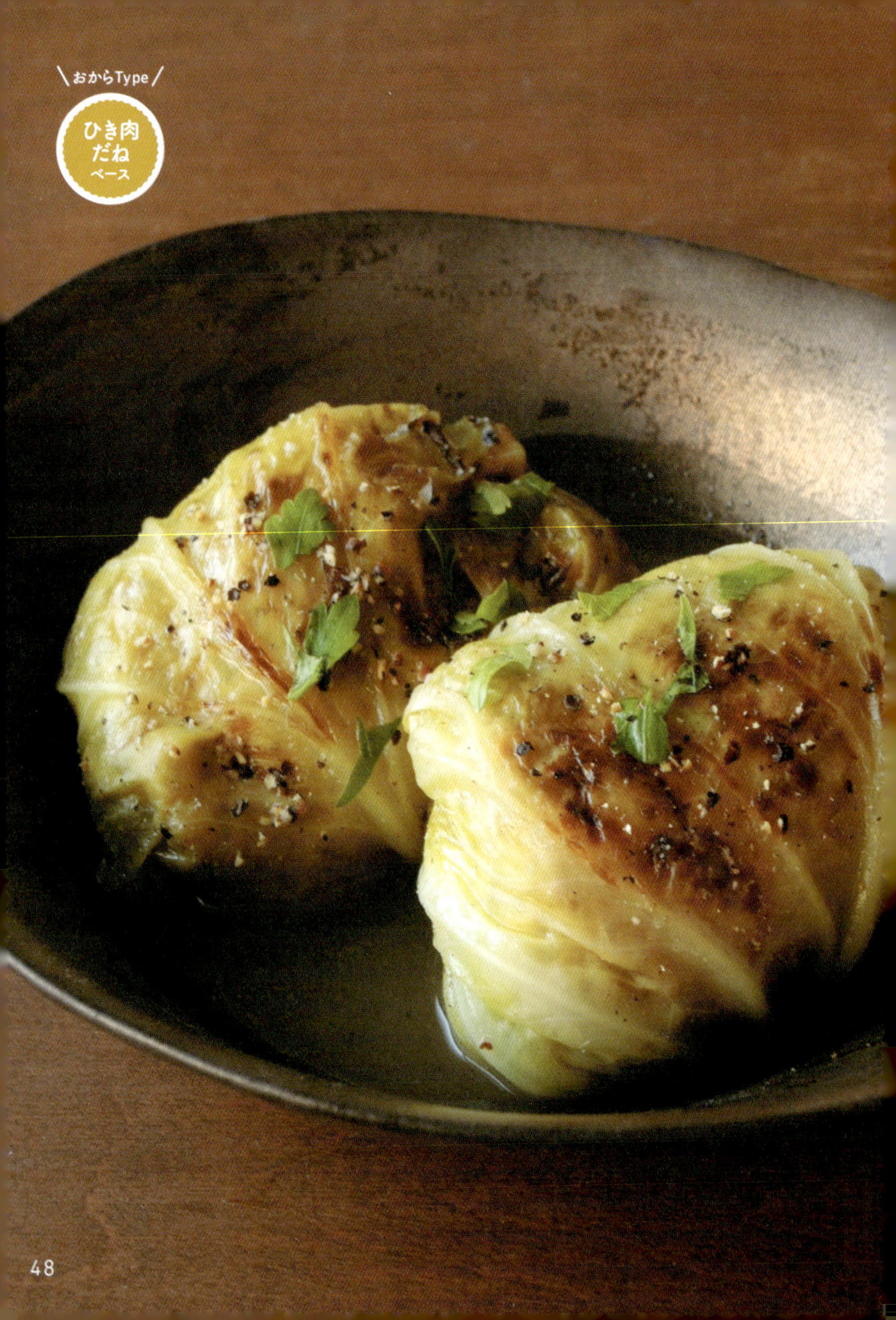

ひき肉だねをキャベツで包んで、
やさしい食感の洋食に仕上げました

さっぱり ロールキャベツ

220kcal

材料：1人分

ひき肉だね … 80g
→P42参照

キャベツ … 大2枚

玉ねぎ … 100g

塩 … 小さじ¼

バター … 小さじ1

A
- 水 … 1½カップ
- しょうゆ … 小さじ2
- 塩 … 小さじ¼

イタリアンパセリ … 少々

こしょう … 少々

作り方

1 キャベツをラップでふんわりと包み、全体がしんなりとするまで電子レンジで約2分間加熱する。

2 ひき肉だね、みじん切りした玉ねぎ、塩を混ぜ合わせる。

3 キャベツ1枚で2の半量を巻き、巻き終わりを楊枝でとめる。残りも同様に。

4 鍋にバターを溶かし、3の楊枝で止めた部分を上にして入れる。焼き色がついたらひっくり返し、全体を焼く。

5 4にAを加えて入れてひと煮立ちさせ、途中返しながらふたをして約7分間煮る。器に盛り、ちぎったイタリアンパセリと、こしょうをふる。

Dietテク

- ストックしておいたおからだねを使えば、手早く作ることができる
- スープをトマト味やコンソメ味、カレー味などに変えて楽しんでもOK！

ポロポロ食感のおから効果で煮くずれた感じに。
短時間でもまるでじっくり煮込んだよう

ほっこり肉じゃが

312kcal

材料：1人分

ひき肉だね…60g
→P42参照

じゃがいも（皮をむいたもの）…100g

にんじん…30g

玉ねぎ…150g

A 水…1カップ
　しょうゆ・みりん…各大さじ1

グリーンピース…10g

作り方

1 じゃがいもはひと口大に切り、しっかりともみ洗いをする。にんじんと玉ねぎも、ひと口大に切っておく。

2 鍋に1、ひき肉だね、Aを入れ、ふたをして中火にかける。煮立ったら弱火にし、ときどき上下を返しながら約8分間蒸し煮にする。

3 じゃがいもに火が通ったらふたをはずし、中火で混ぜながら水分を飛ばす。仕上げにグリーンピースを全体に散らす。

Dietテク

- じゃがいものかさ増しにおからは好適
- 煮汁を含んだ「肉じゃが味のおから」だけ食べても、かなりのボリュームで楽しめる！

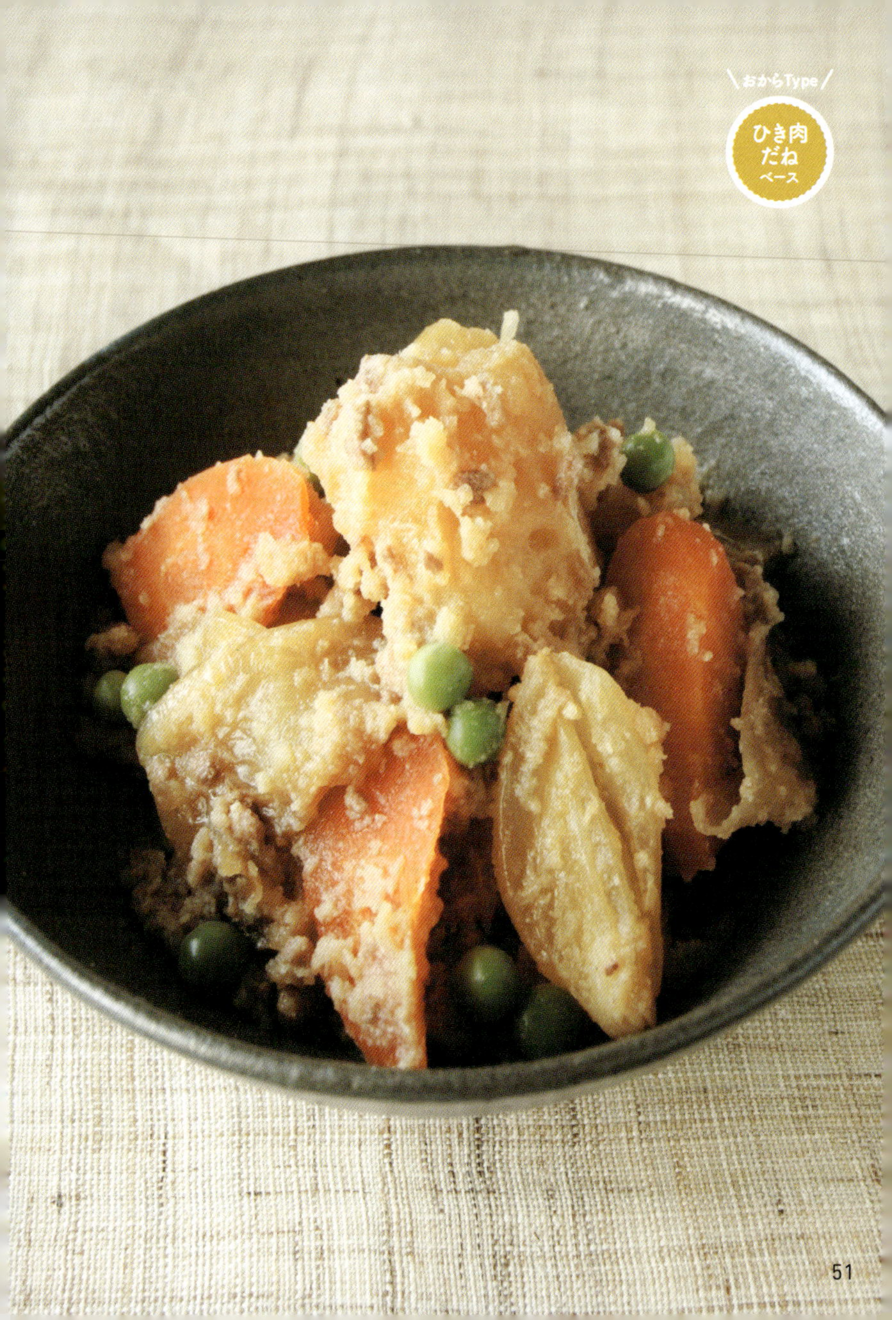

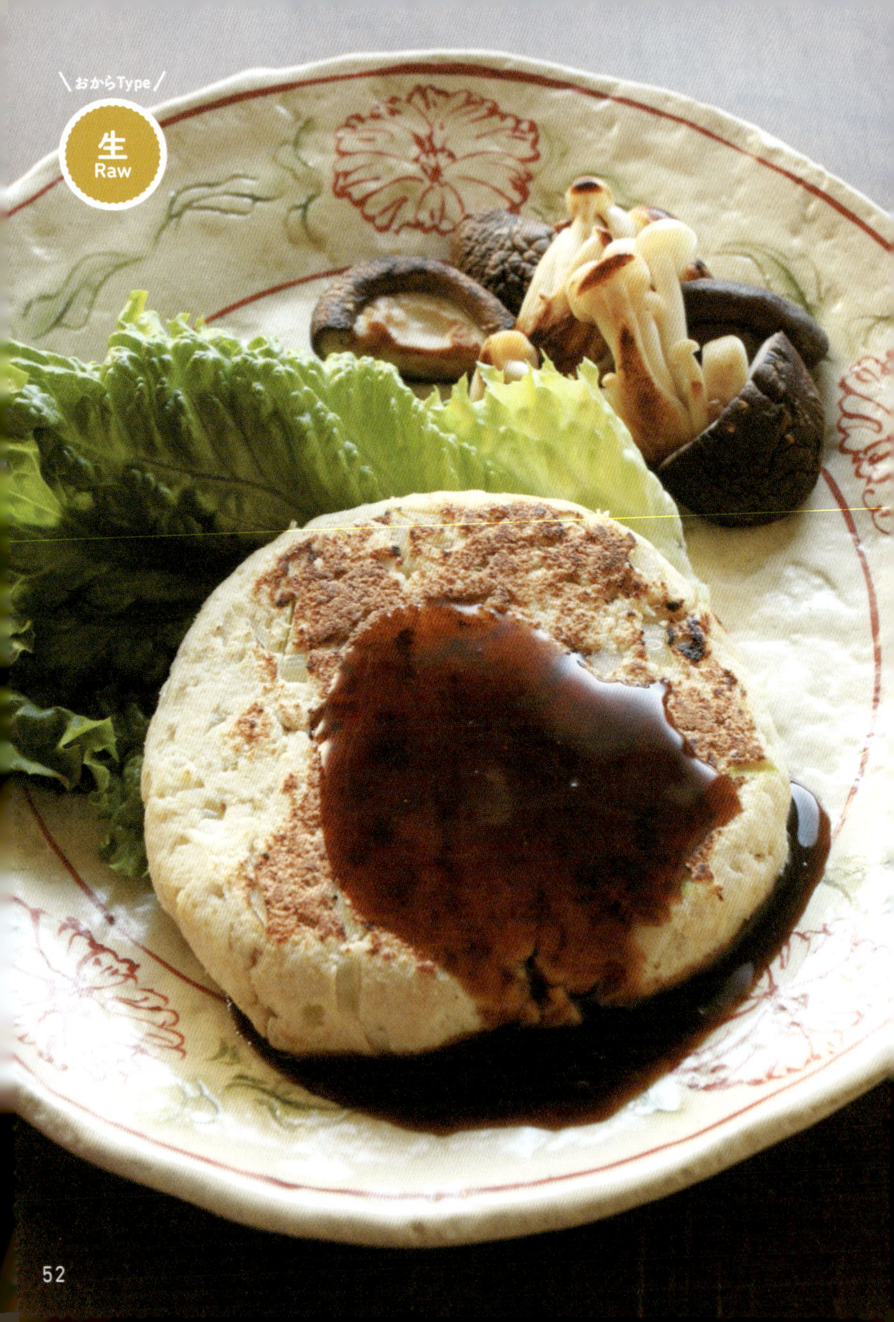

＼おからType／

生
Raw

おから＋鶏ひき肉でカロリー控えめなのに
ビッグサイズのハンバーグのでき上がり！

おからバーグ

271kcal

材料：1人分

おから（生）…100g
鶏ひき肉…50g
玉ねぎ…¼個
A 卵…½個分
　塩…小さじ¼
　こしょう…少々
白しめじ…50g
しいたけ…2枚
塩、こしょう…少々
グリーンカールなどの葉野菜
…適量
市販のウスターソース
…大さじ1½

作り方

1 玉ねぎはみじん切り、白しめじとしいたけは、石づきを取ってひと口大に切る。
2 鶏ひき肉にAの塩、こしょうをふり、ねばりが出るまでこねて卵を混ぜる。
3 2に玉ねぎ、おからを加えて、形を整える。
4 フライパンを熱し、3をそっと入れる。焼き色がついたらひっくり返し、弱火にして1のきのこを加え、ふたをして約5分間蒸し焼きにする。
5 きのこに塩、こしょうをふり、おからバーグとともに、グリーンカールをしいた皿にのせウスターソースをかける。

Dietテク

- ねばりが出たひき肉におからを加えることで型くずれを防ぎ、また生地もしっとりやわらかに。
- ひき肉のなかでもカロリーの低い鶏肉をセレクト。

もちもちのミートボールがたっぷり。
隠し味の山椒で本場の味に近づけます

ミートボールの甘酢あん

245kcal

材料：1人分

おから（生）… 100g
豚ひき肉 … 50g
ねぎのみじん切り … 20g
溶き卵 … 40g
塩 … 少々
粉山椒 … 少々
A
- 水 … 1カップ
- トマトケチャップ … 大さじ1
- 酢・しょうゆ … 各大さじ½
- 砂糖 … 小さじ½

水 … 小さじ2
片栗粉 … 小さじ1

作り方

1. 豚ひき肉に塩と粉山椒を入れてねばりが出るまでこね、溶き卵、ねぎのみじん切り、おからを入れてさらにこねる。6等分にして丸める。
2. フライパンにAを入れてひと煮立ちさせ、1を入れて転がしながら加熱し、ふたをして中火弱で約5分間蒸し煮にする。
3. 水と片栗粉をしっかりと混ぜて溶き、2に混ぜながら少しずつ加えてとろみをつける。

Dietテク

- ひき肉にねばりが出るまでしっかりとこねる
- 酢を使うのでいつものおから料理の味に変化もつき、飽きがこない

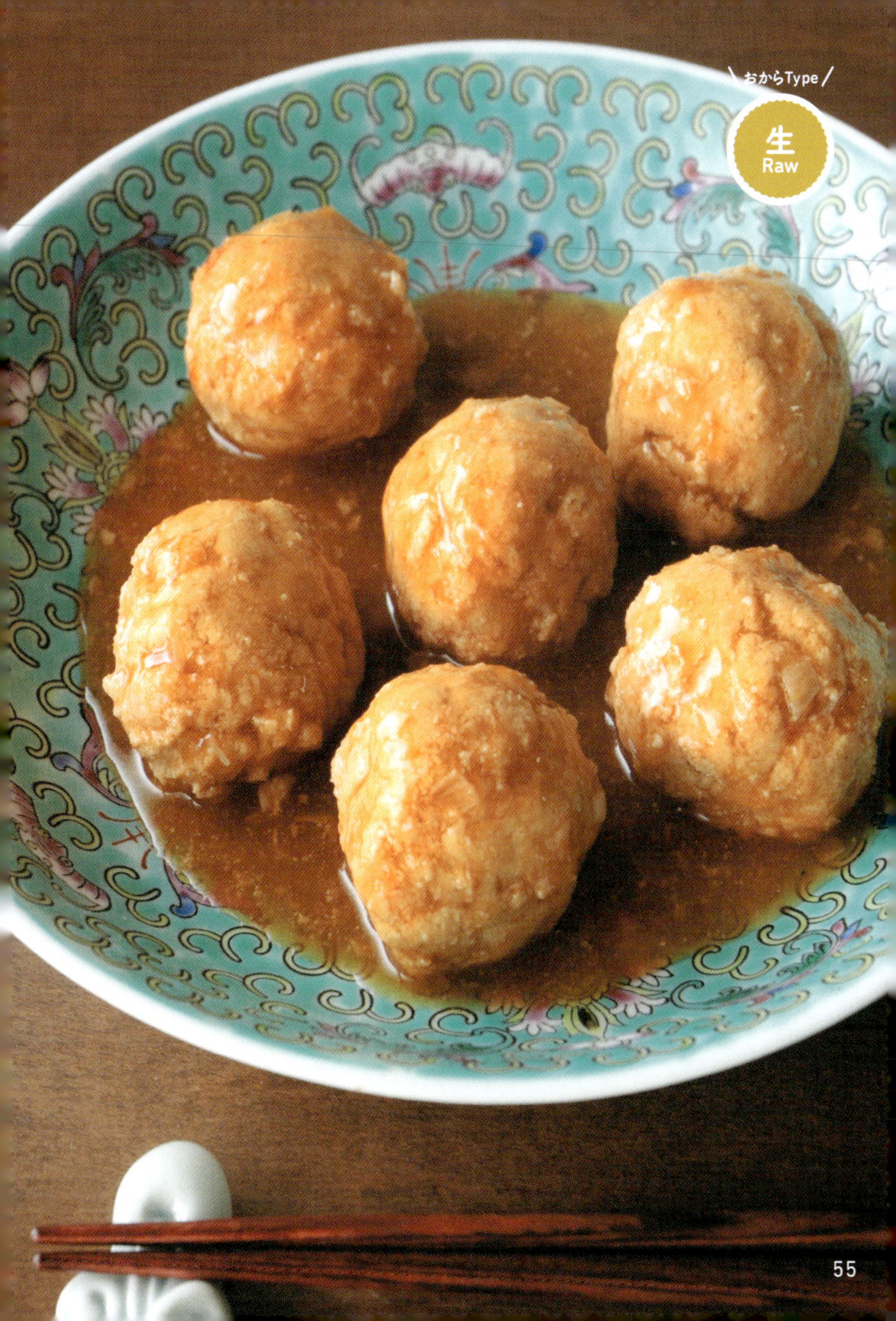

＼おからType／

生
Raw

驚くほどの量が１人分！
おからのかさ増し効果を実感

おからの鶏しゅうまい

312kcal

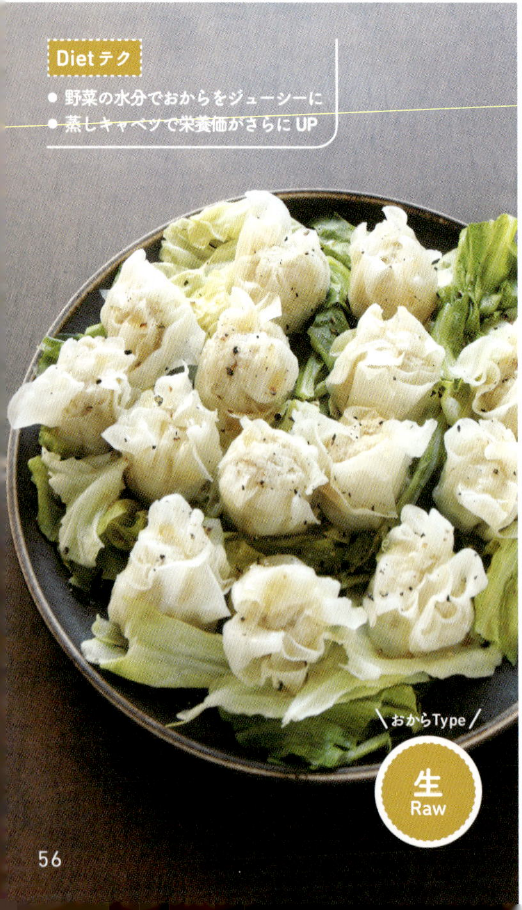
Dietテク
● 野菜の水分でおからをジューシーに
● 蒸しキャベツで栄養価がさらにUP
＼おからType／
生
Raw

材料：1人分

おから（生）… 50g
鶏ひき肉 … 50g
玉ねぎ … ¼個
しょうがのみじん切り … 1かけ分
塩 … 小さじ¼
こしょう … 少々
しゅうまいの皮 … 14枚
キャベツ … 100g
塩、こしょう … 各少々
ごま油 … 小さじ1

作り方

1 玉ねぎはみじん切りに。
2 鶏ひき肉に塩、こしょうをふり、ねばりが出るまでこねる。玉ねぎとしょうが、おからを加えて混ぜる。
3 2を14等分にし、しゅうまいの皮にのせて包む。
4 キャベツを大きくちぎり、塩、こしょう、ごま油を全体にまぶして、耐熱容器にしく。
5 4のキャベツ上に3を並べ、上部に水少々（分量外）をふり、ラップをかけて電子レンジで約5分間加熱する。

ころもはおからパウダーで！
ヘルシーテクを駆使します

かぼちゃと おからの コロッケ

274kcal

材料：1人分

ひき肉だね … 80g
→P42参照

おからパウダー… 大さじ1
かぼちゃ… 100g
塩 … 小さじ¼
こしょう … 少々
豆乳 … 大さじ2
サニーレタスなど葉野菜 … 適量

作り方

1 かぼちゃをひと口大に切り、皿に皮目を下にして並べ、ラップをかけて電子レンジで約3分加熱。

2 1をフォークで皮ごとつぶし、ひき肉だねと、塩こしょう、豆乳を混ぜ、成形する。おからパウダーを全体にまぶす。

3 2をオーブントースターに入れ、約7〜8分間焼く。焼き色が濃くなってきたらアルミホイルをかぶせる。

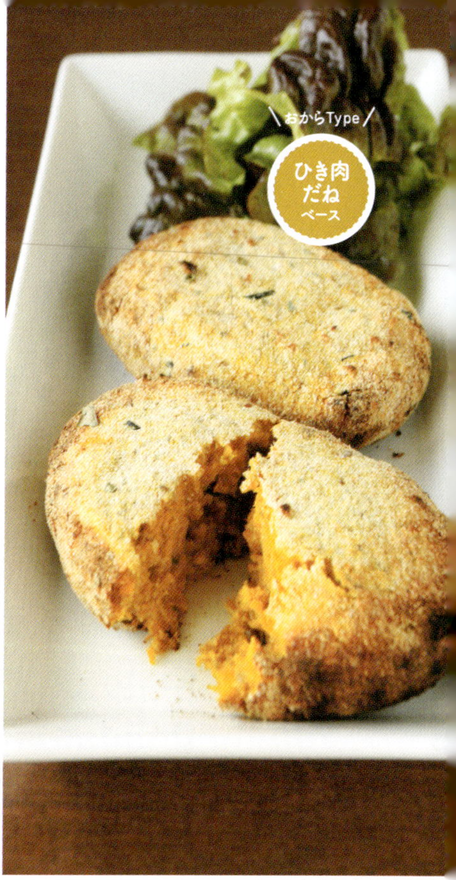

Dietテク

- かぼちゃの量を減らし、おからでボリュームアップしてカロリーダウン
- 豆乳も加えて大豆パワーをさらに高める

＼おからType／

生
Raw

＼おからType／

パウダー
Powder

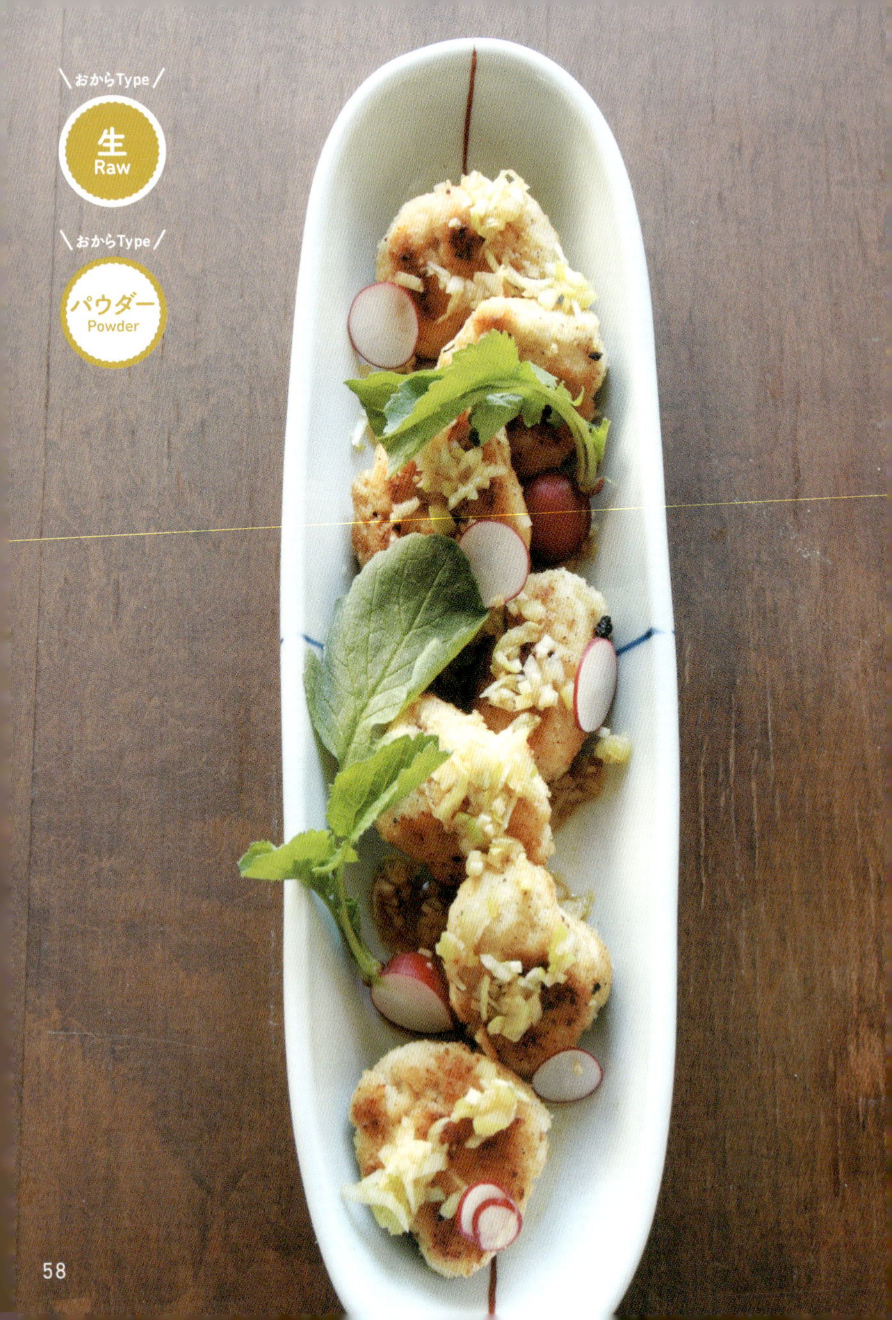

ダイエット中でもおからを使えば、
大敵のから揚げだって罪悪感なく食べられます

がっつりから揚げ

338kcal

材料：1人分

おから（生）… 30g
おからパウダー… 大さじ1
鶏むね肉（皮なし）…150g
塩、こしょう … 各少々
ごま油 … 大さじ1
香味ソース
ねぎのみじん切り…10g
おろししょうが…少々
ぽん酢… 大さじ½
ラディッシュ… 2個
好みの葉野菜 … 適量

作り方

1 鶏むね肉を長めの5等分に切り、塩、こしょう、おからとともにもみ、ギュッと握ってひとかたまりにする。
2 1の全体におからパウダーをまぶし、再びギュッと握る。
3 熱したフライパンにごま油をしき、2を揚げ焼きする。
4 香味ソースの材料を混ぜ合わせ、器に盛った3、薄切りにしたラディッシュとちぎった葉にかける。

Dietテク

- 鶏肉とおからを合わせてギュッと握れば、ジューシーなかたまり肉風に
- 水分を吸ったおからで全体のボリュームアップ
- 揚げ焼きでカロリーダウン！

鶏のエキスと照り焼きソースが
おからにじんわりなじんでジュワッとジューシー

照り焼きチキンのおからロール

220kcal

材料：1人分

- おから（生）…30g
- 鶏むね肉（皮なし）…100g
- ほうれん草…50g
- 照り焼きソース
  - しょうゆ、みりん、水…各大さじ1
  - 砂糖…小さじ½
- パプリカ…50g

作り方

1 鶏むね肉の厚さ半分の部分に切れ目を入れ、開いて薄い1枚肉にする。

2 ほうれん草をラップに包み、電子レンジに約1分間かけ、水で洗い、水気をしっかりとしぼる。

3 1に2をのせ、その上におからをのせて、手前からくるくると巻く。

4 3をラップにのせてキャンディー状にギュッと包み、巻き終わりを下にして電子レンジで約3〜5分間加熱する。肉に火が通ったら、適当な幅に切る。

5 フライパンに照り焼きソースの材料を入れてひと煮立ちさせ、少しとろみがついてきたら4を入れ、ざっとからめて器に盛る。生のパプリカ、残ったたれを飾る。

Dietテク

- 鶏肉は脂の少ないむね肉を使い、皮をきちんと除いてカロリーダウン
- 野菜とおからを巻きこんでボリューム満点に

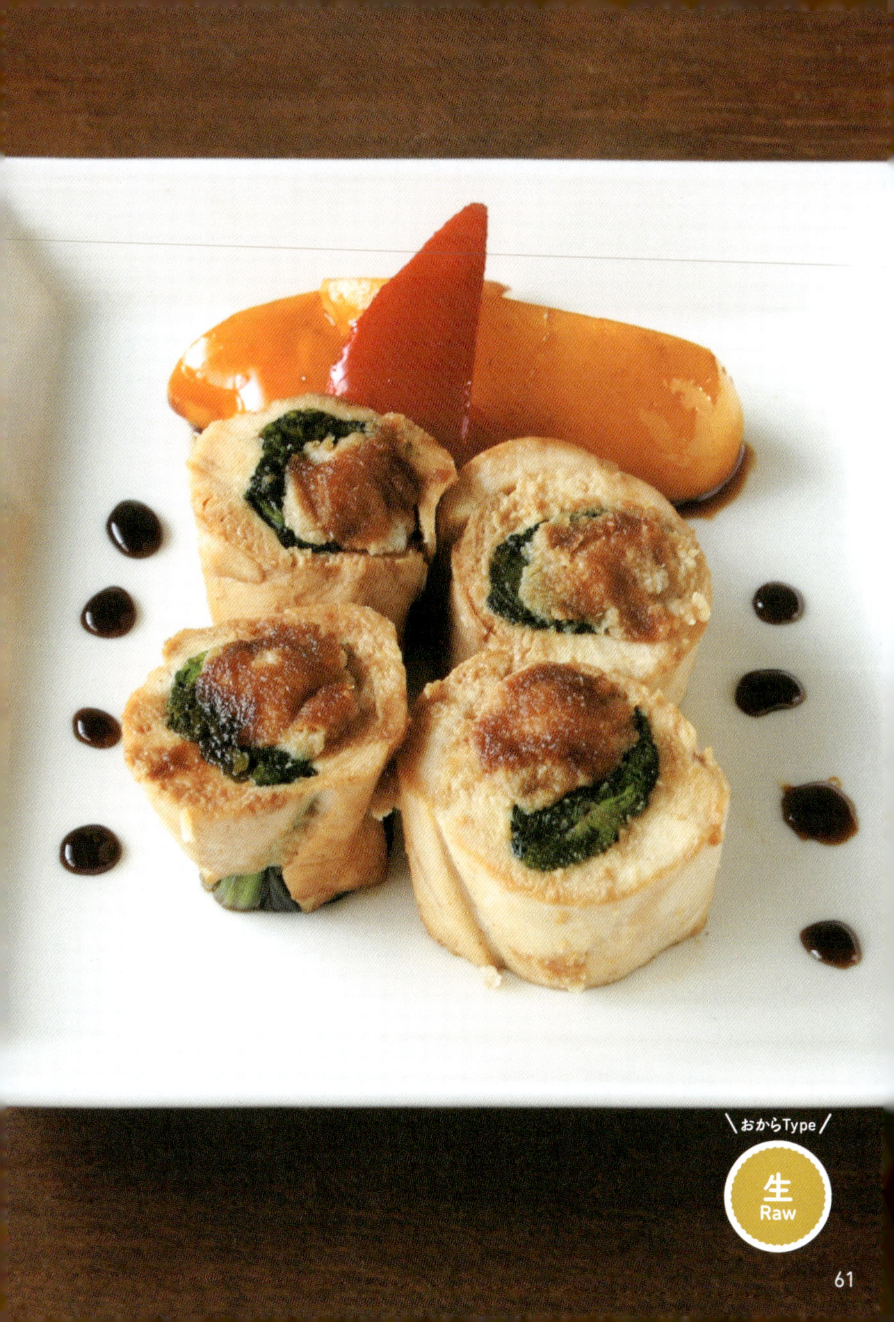

＼おからType／

生
Raw

香ばしく焼いた鮭は
熱々のうちに調味するのがポイント

鮭の南蛮漬け

214kcal

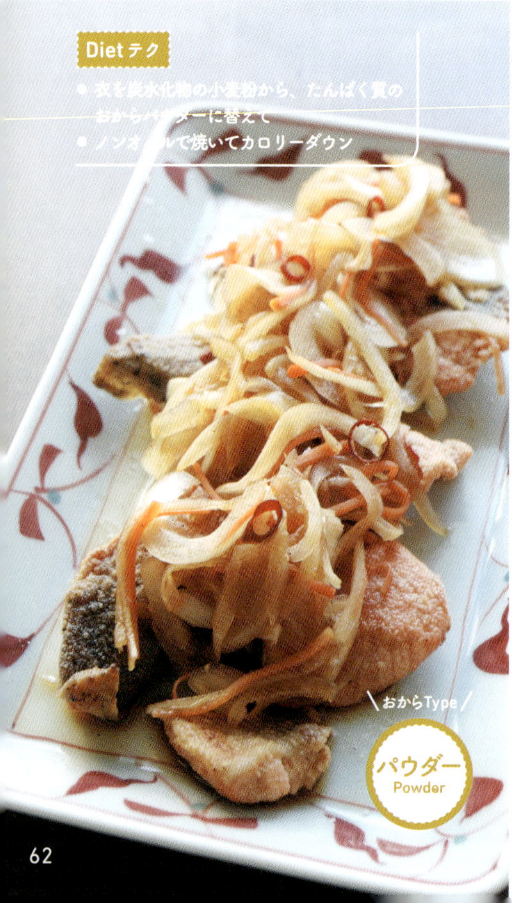

Dietテク

- 衣を炭水化物の小麦粉から、たんぱく質のおからパウダーに替えて
- ノンオイルで焼いてカロリーダウン

おからType

パウダー Powder

材料：1人分

おからパウダー… 大さじ2
玉ねぎ … ¼個
にんじん … 20g
赤唐辛子 … 適量
A しょうゆ、酢、
　水 … 各大さじ1
　砂糖 … 小さじ½
鮭 … 1切れ（80g）
塩、こしょう … 各少々

作り方

1 玉ねぎは薄切り、にんじんはせん切りにする。
2 1に輪切りにした赤唐辛子、Aを合わせておく。
3 鮭をひと口大のそぎ切りにし、塩、こしょう、おからパウダーを順に全体にまぶす。
4 フライパンを温めて3を焼き、熱いうちに2に漬けこむ。

低カロリーの白身魚を
風味豊かに仕上げて

かじきまぐろの香味焼き

113kcal

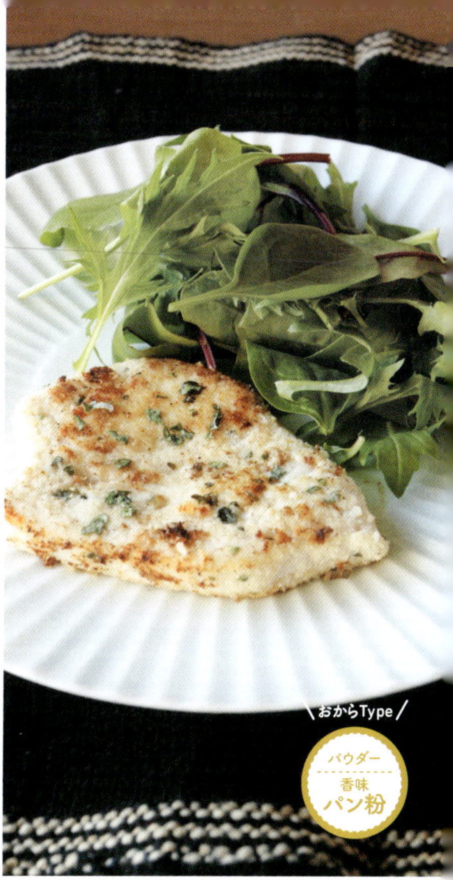

材料：1人分

おから香味パン粉 … 大さじ1
→P43参照

かじきまぐろ
… 1切れ（80g）
塩、こしょう … 各少々
ベビーリーフなどの
葉野菜 … 適量

作り方

1 かじきまぐろに塩、こしょうをふり、おから香味パン粉を全体にしっかりとまぶす。
2 フライパンを温め、1の両面を焼く。
3 2を皿にのせ、ベビーリーフを添える。

Dietテク

- おから香味パン粉をまぶせば、香り効果で余分な味つけをしなくても美味！

\ おからType /

ひき肉だね
ベース

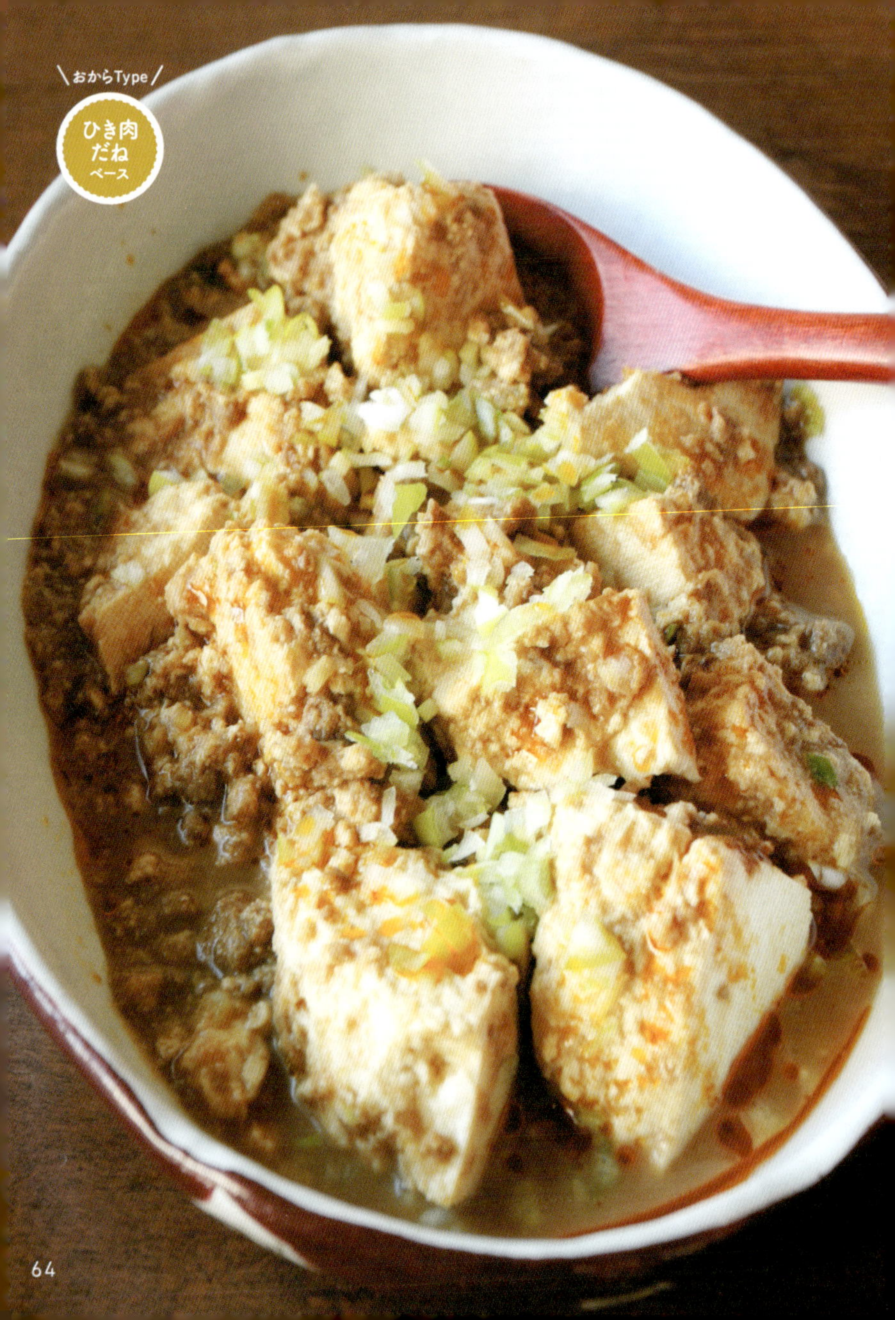

ボリューム満点、ひと皿で大満足
とろみがわりのおからとラー油が決め手！

簡単マーボー豆腐

365kcal

材料：1人分

ひき肉だね…50g
→P.42参照

木綿豆腐…300g

A
- しょうがのみじん切り…1かけ分
- 甜麺醤…小さじ1½
- 水…大さじ4
- しょうゆ…小さじ2

ねぎのみじん切り…20g

ラー油…小さじ½

作り方

1. フライパンにひき肉だね、Aを入れ、よく混ぜてから火にかける。
2. 1がある程度ポロポロになってきたら、豆腐をそのまま加え大きくほぐしながら炒め煮にする。
3. 豆腐が温まったら器に盛り、ねぎ、ラー油をかける。

Dietテク

- 豆腐とおからのW使いで、脂肪の吸収を抑える
- 大豆サポニンや大豆たんぱく質をたっぷり摂取！

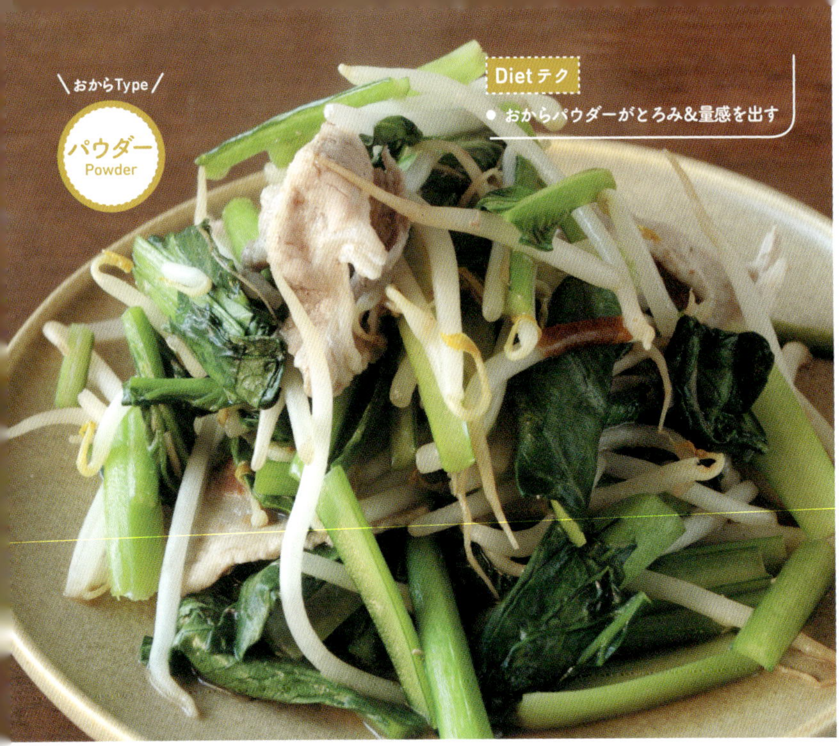
＼おからType／
パウダー
Powder
Dietテク
● おからパウダーがとろみ&量感を出す

いつもの野菜炒めにパラパラ。手軽におからパワープラス！

肉野菜炒め

216kcal

材料：1人分

おからパウダー… 大さじ2
小松菜 … 100g
もやし … 100g
豚こま切れ肉 … 50g
塩 … 小さじ1/3
こしょう … 少々

作り方

1 小松菜をざく切りにする。
2 フライパンで豚肉をざっくりと炒め、小松菜、もやし、おからパウダーを炒め合わせ、塩、こしょうで調味する。

豆乳＆おからのW使いで、濃厚シチューも我慢しない

きのこたっぷりクリームシチュー

184kcal

材料：1人分

おから（生）… 30g
しめじ … 100g
エリンギ … 50g
ベーコン … 10g
バター… 小さじ1
水 … 1カップ
豆乳 … ½カップ
あさり（むき身）… 30g
塩 … 小さじ⅓
こしょう … 少々
ドライパセリ … 少々

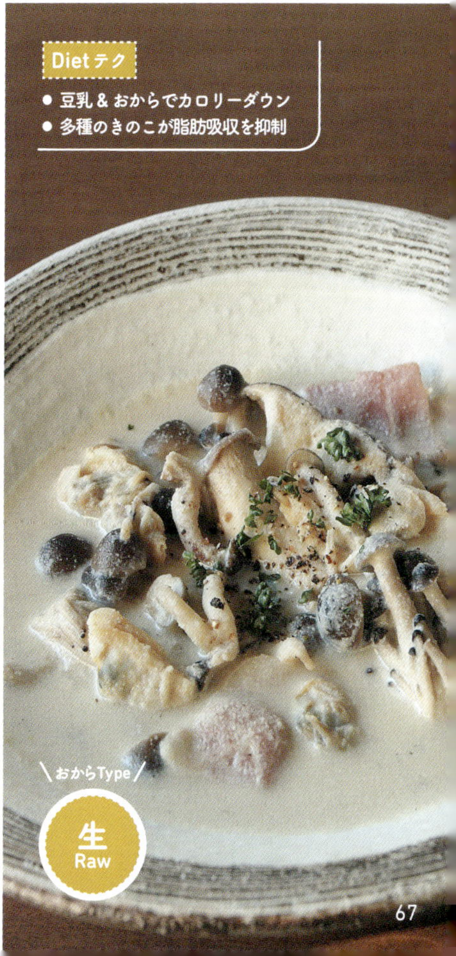
Dietテク
● 豆乳＆おからでカロリーダウン
● 多種のきのこが脂肪吸収を抑制
おからType
生
Raw

作り方

1 しめじは石づきを取って小房に分け、エリンギ、ベーコンはひと口大に切る。
2 フライパンにバターを熱して1を軽く焼き、焼き色がついたら水と豆乳、おからを入れてひと煮立ちさせる。
3 2にあさりのむき身を加え、少し煮て塩、こしょうで調味する。
4 3を器に注ぎ、ドライパセリを散らす。

おから入りのつみれとたっぷり根菜、しょうがに唐辛子。
保温効果バッチリのあつあつピリ辛鍋に。

柔らかつみれの薬膳風鍋

220kcal

材料：1人分

おから（生）…50g
鶏ひき肉…50g
卵…½個
ねぎのみじん切り…20g
しょうがのみじん切り…1かけ分
ごぼう…20g
にんじん…20g
赤唐辛子…1本
白菜…100g
ねぎ…40g
塩、こしょう…各少々
ぽん酢…適量

作り方

1 鶏ひき肉に塩、こしょうをふって、ねばりが出るまで混ぜる。卵、おから、ねぎのみじん切りとしょうがのみじん切りを加えてさらに混ぜ、適当な大きさに丸める。
2 ざっと水洗いしたごぼう、にんじんをピーラーで薄切りにする。
3 鍋に水、2、赤唐辛子を入れてひと煮立ちさせ、1を加えて少し煮る。
4 食べやすい大きさに切った白菜、ねぎを入れ、火を通す。好みでぽん酢につけながら食べる。

Dietテク

- 赤唐辛子、しょうが、たっぷりの根菜の保温効果で薬膳風に
- おからと鶏ひき肉を同量にして、肉の分量を半分に

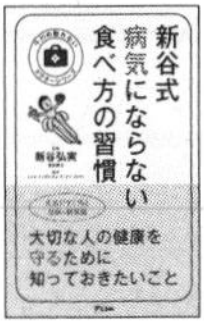

新谷式 病気にならない食べ方の習慣
新谷弘実
本体 952円＋税

食べ方を変えるだけで、自然免疫力がアップ！　新谷式・健康の新常識で健康な体を手に入れる！

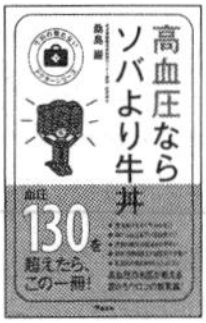

高血圧ならソバより牛丼
桑島 巌
本体 952円＋税

「高血圧」と診断された。どうすればいい？〝高血圧初心者〟でもすぐに実践できる対処法を徹底解説。

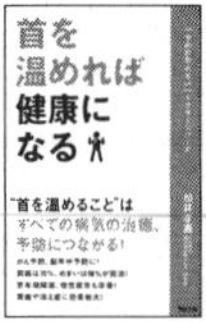

首を温めれば健康になる
松井孝嘉
本体 952円＋税

10万人以上の首を治療してきた医師が伝授する、効果抜群、いますぐできる健康法。がん、脳卒中予防に！

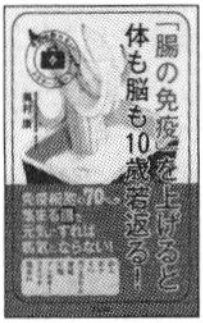

「腸の免疫」を上げると体も脳も10歳若返る！
奥村 康
本体 952円＋税

病気や老化をやっつける免疫細胞の70％は腸にある。免疫学の世界的権威による体をよみがえらせる方法。

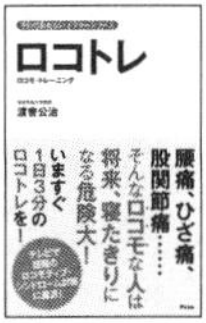

ロコトレ ロコモ・トレーニング
渡會公治
本体 952円＋税

これまで1000人が体験し90％の人に効果があったメソッドを紹介！　話題のロコモ対策に最適の１冊。

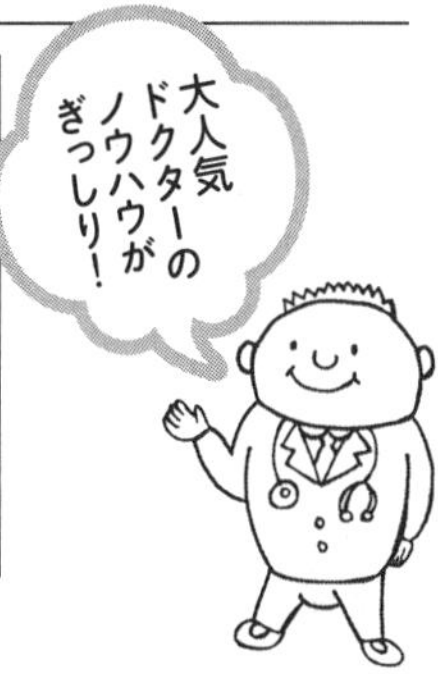

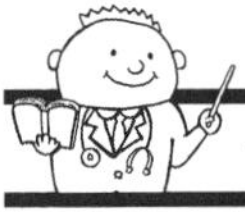

健康プレミアムシリーズ

腰痛は歩き方を変えるだけで完治する

酒井慎太郎

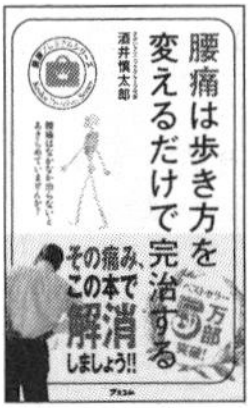

本体 952円＋税

1日5分から始められるウォーキング法！

「腰痛がなかなか治らない」と、あきらめるのはまだ早い！　本書で初公開の「さかい式関節矯正ウォーキング」をマスターすれば、腰痛は完治します！

1日10分 すごくかんたんな体操で寝たきりにならない体になる！

石井直方

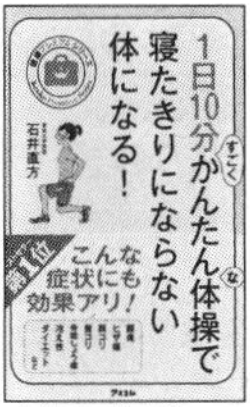

本体 952円＋税

筋肉づくり体操で老化を食い止める！

加齢とともに体の生理機能は低下します。それが一般的に言う「老化」。加齢は止められませんが、でも老化を遅らせることはできる。寝たきりにならない体は作れます！

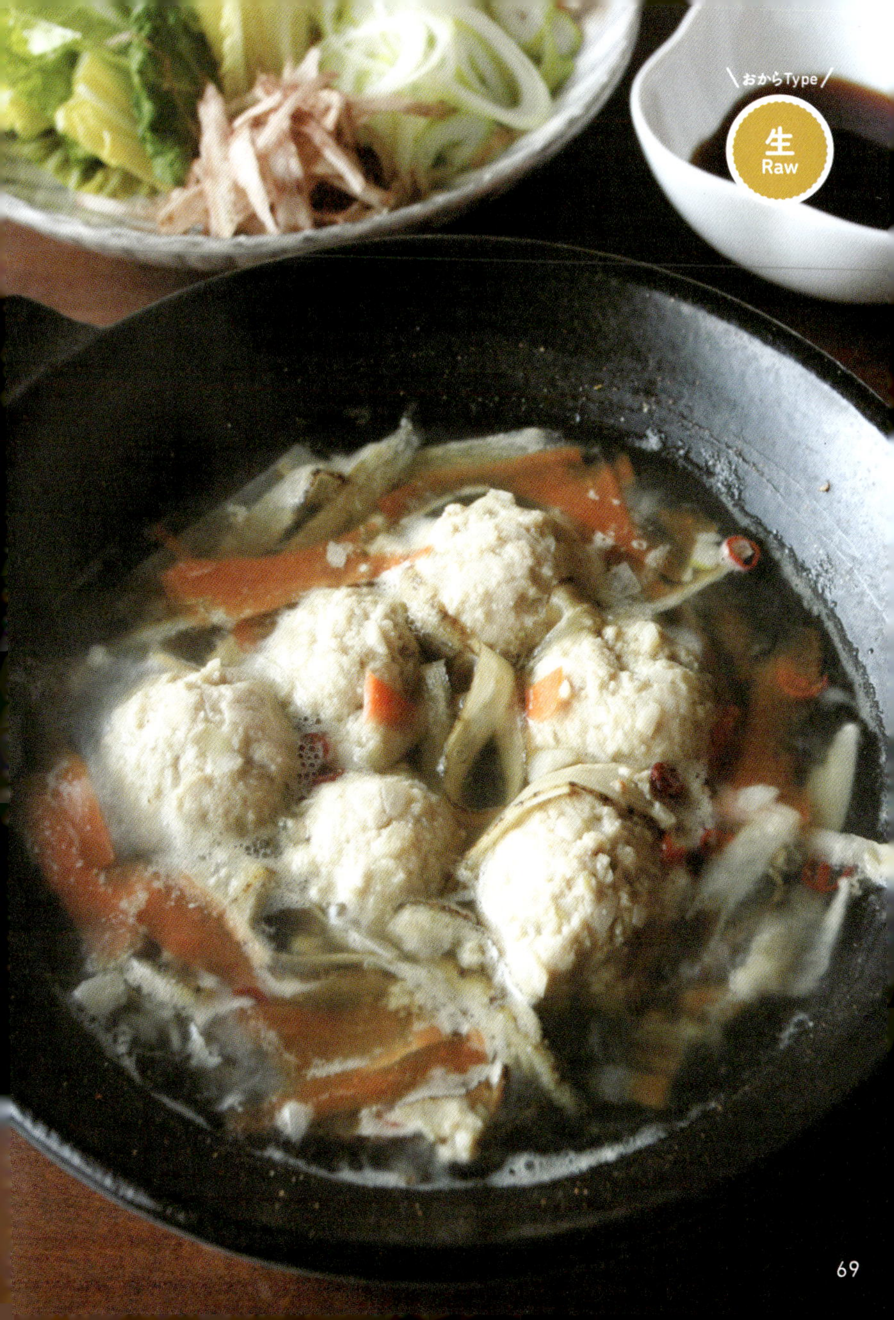
おからType
生
Raw

“ちょっと一杯…”のときも

お酒＆つまみは低糖質で

ダイエット中でもじょうずにお酒を選べば、
心地よいひとときを過ごすことができます！

Diet Point

適量のアルコールならば、
気にすることなく口にしてもOKです。
ただしお酒は種類選びが大切で、
アルコール以外に多くの糖質を含む醸造酒は、
カロリーや糖質が高いため避けるべきもの。
また蒸留酒にジュースなどを加えて仕上げる
カクテルもおすすめできません。

OKなお酒は蒸留酒！

○

- ウイスキー
- ブランデー
- バーボン
- ウォッカ
- ジン
- 焼酎

避けたいお酒は醸造酒やカクテル

×

- 日本酒
- ビール
- 紹興酒
- ワイン

おすすめのおつまみ！

大豆製品、
発酵食品は
たっぷりと！

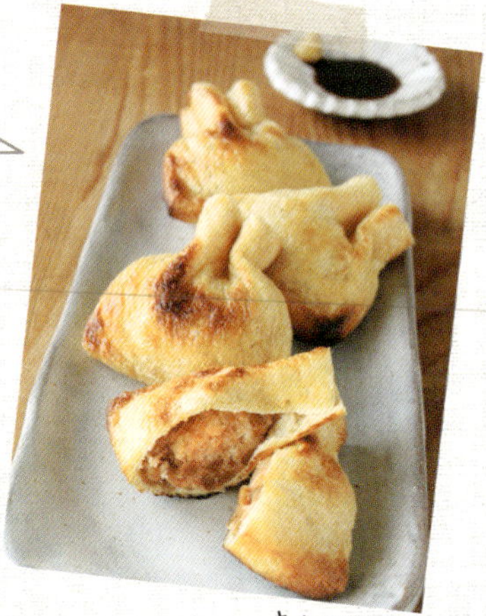

キムチ納豆の
焼きいなり

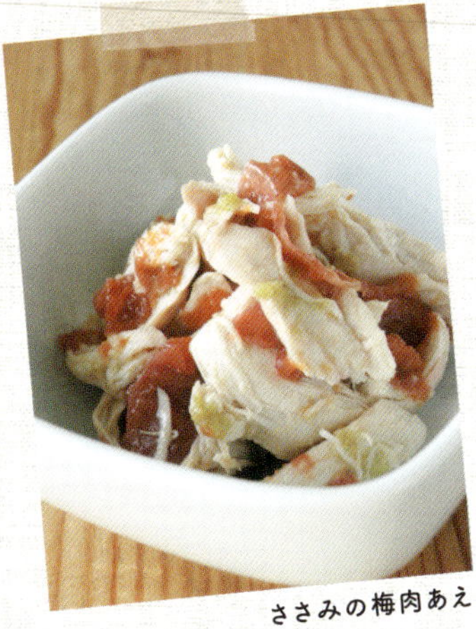

ささみの梅肉あえ

肉や魚介など
動物性たんぱく質
も必須

酵素とビタミン
豊富な生野菜や
刺身もgood！

胃をガード
する油脂は
少量摂取

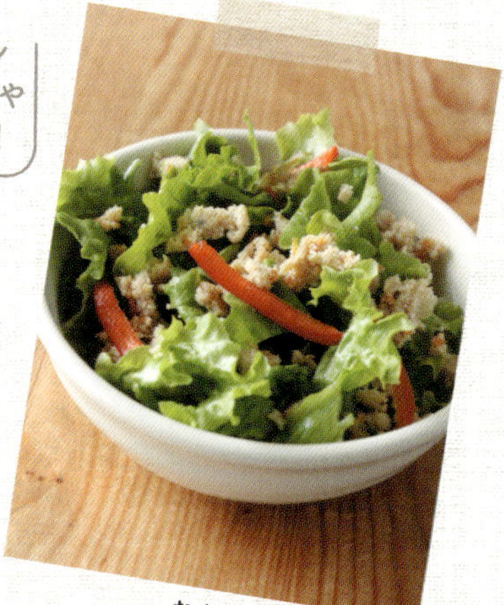

おからグリーンサラダ

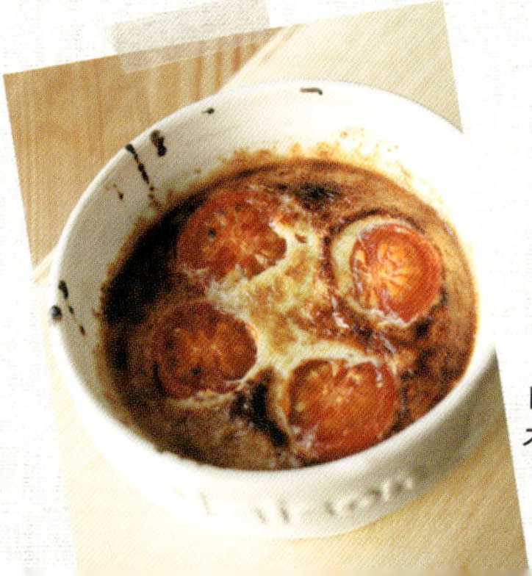

トマトの
スパニッシュオムレツ

\ Part /

3

OKARA
Small dish

100~150kcalの とってもヘルシー 小さなおかず

メインにヘルシーな
副菜を添えれば
バランスがよく
栄養価の高い食事が完成。
全体のカロリーや糖質量を
考えつつ、何品も添えると
さらに充実した献立になり
ます！

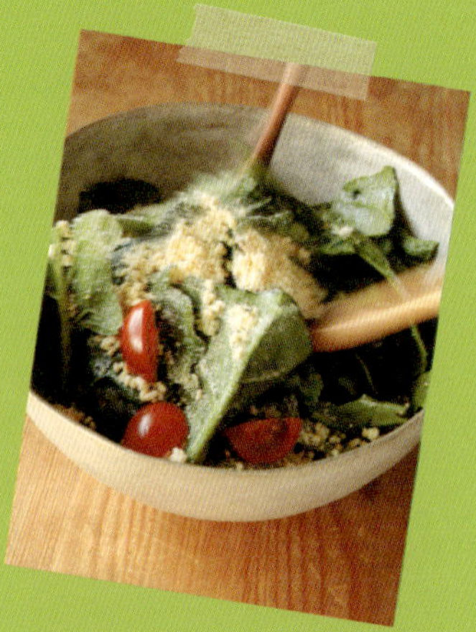

Cooking Point 1

メイン料理との栄養バランス＆味を考える

メインと副菜の食材は、基本的におから以外はできるだけ重ならないようにします。たとえばメインに肉が入っていたら、副菜には加えないなど心がければ、摂取する栄養素が幅広くなります。さらに味つけもできるだけ違ったものにし、味の濃いメインには薄味のひと品を合わせるなど工夫をします。

Cooking Point 2

野菜だけを使った1品を加える

おから＋野菜だけのとびっきりヘルシーなメニューにすれば、それだけでもカロリーダウン＆糖質オフになります。もちろん野菜の量を増やせば増やすほど、献立全体のヘルシー度はアップします。さらに根菜などよく噛む必要のある野菜は、満腹中枢が刺激されて満足度が高まります。

Cooking Point 3

温冷の料理をひと品ずつ揃える

副菜を2品作るときは、温かい料理と冷たい料理の2品を揃えましょう。温かい料理で体が温まると、代謝がアップして脂肪燃焼効果が高まります。また食材を生のまま使う冷たい料理は酵素が活きているので、消化や吸収を促す消化酵素の働きがよくなり、新陳代謝も活発になります。

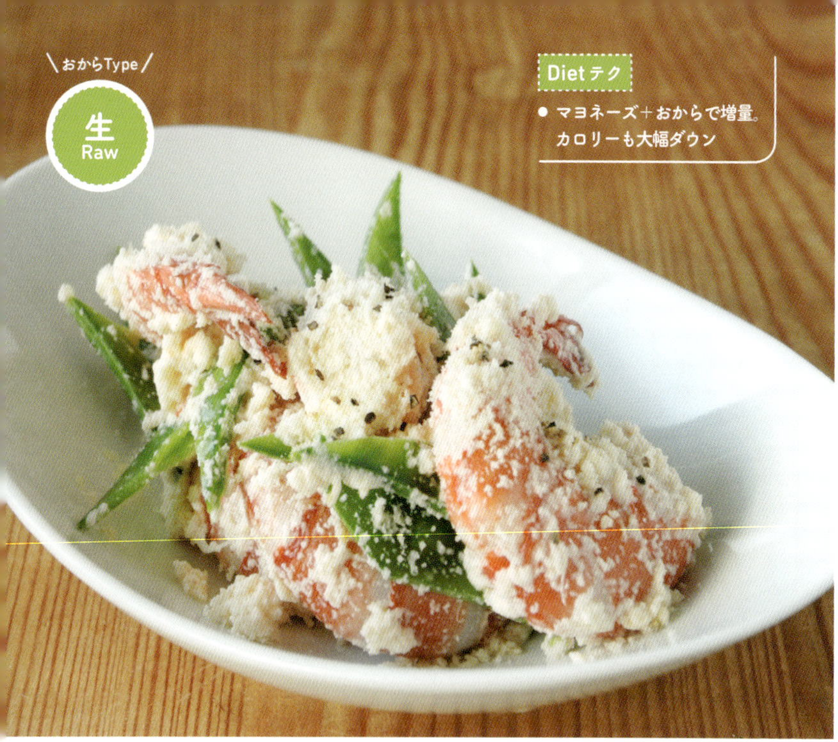
＼おからType／
生
Raw
Dietテク
● マヨネーズ＋おからで増量。
カロリーも大幅ダウン

マヨネーズ味のおからでえびを包んで！

えびのマヨごろもあえ

124kcal

材料：1人分

おから（生）… 10g
えび … 4尾
絹さや … 4枚
A｜マヨネーズ…大さじ½
　｜塩・こしょう … 各少々

作り方

1 背ワタを除いたえび、筋を取った絹さやを塩ゆでする。
2 おからとAを合わせ、マヨごろもを作る。
3 1のえびはしっぽの殻を取り除き、絹さやは適当な大きさに切る。
4 2に3を入れ、全体を合わせる。

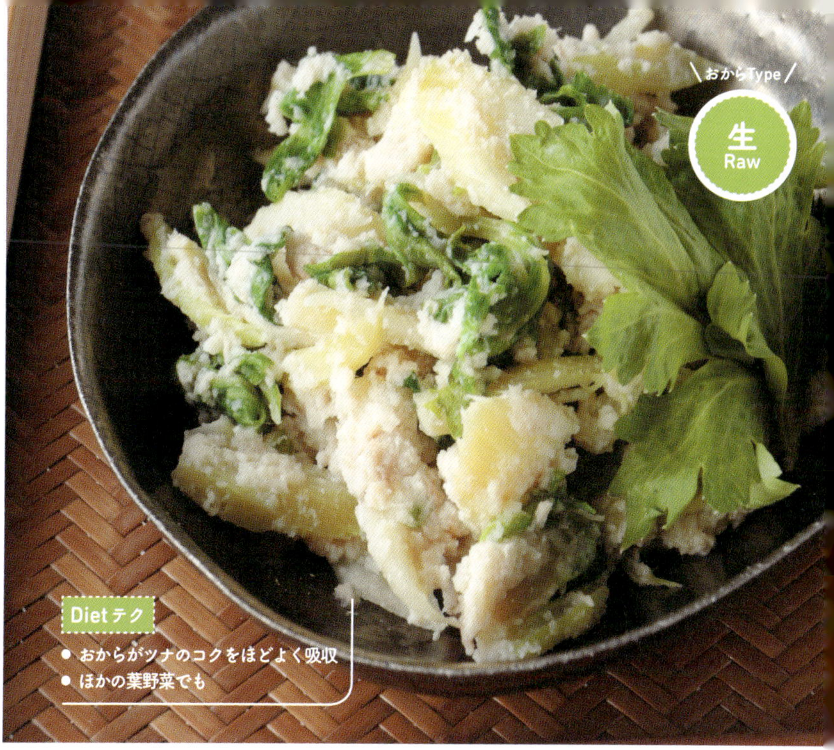
おからType
生
Raw
Dietテク
● おからがツナのコクをほどよく吸収
● ほかの葉野菜でも

仕上げに加えるナンプラーで一気にタイ風に

ツナとセロリのアジアン炒め

87kcal

材料：1人分

- おから（生）… 30g
- セロリ … 30g
- ツナ（水煮）… 20g
- A ナンプラー、塩、こしょう … 各少々

作り方

1. セロリは斜め薄切りにし、あれば葉をざく切りにする。
2. フライパンに1のセロリ、ツナを入れてざっと炒める。
3. 2が少ししんなりとしてきたら、おから、Aを加え、ざっと炒め合わせる。

和食材のおからと梅干しはささみと好相性

ささみの梅肉あえ

84 kcal

材料：1人分

おから（生）… 20g
ささみ … 1本
梅干し … 1個
わさび … 少々

作り方

1 ささみを約3分間ゆでて火を止め、そのまま約2分間蒸らす。
2 1を取り出し、手でひと口大にほぐす。
3 種をのぞいてたたいた梅肉、おから、わさびを合わせ、2をあえる。

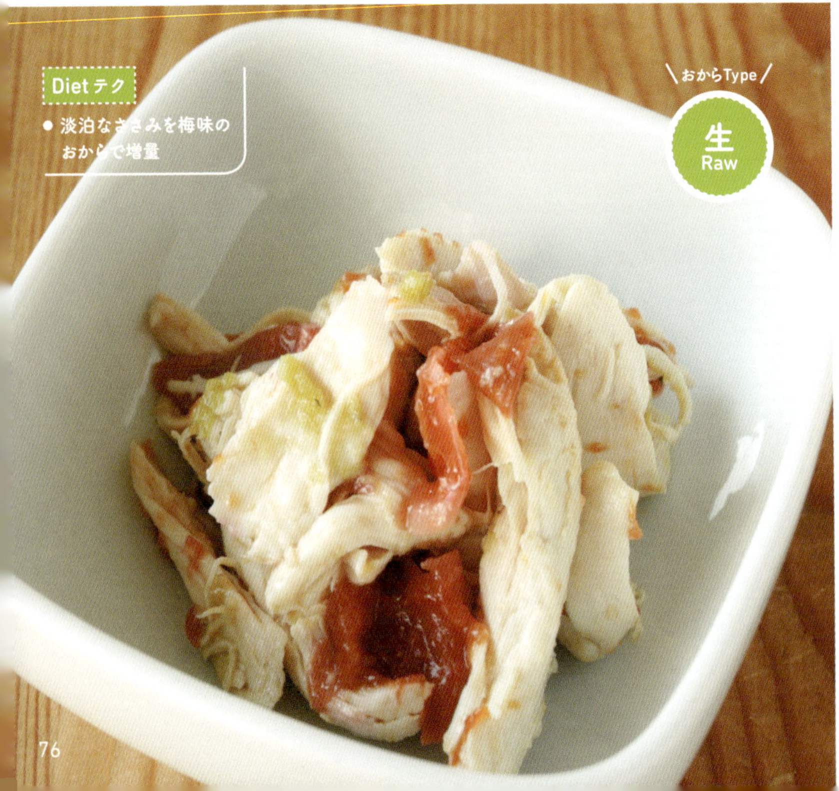
Dietテク
● 淡泊なささみを梅味のおからで増量
\おからType/
生
Raw

豆腐とおからのW使いで大豆のうまみを堪能

豆腐のそぼろ炒め

155kcal

材料：1人分

木綿豆腐 … 50g
ひき肉だね … 50g
→P42参照
しょうがのみじん切り … 少々
しょうゆ … 小さじ1
万能ねぎ … 適量

作り方

1 フライパンに木綿豆腐、ひき肉だね、しょうがを入れ、ざっくりと豆腐をくずしながら炒め合わせる。
2 1にしょうゆを加え、ざっと混ぜ合わせる。
3 2を器に盛り、万能ねぎの小口切りを散らす。

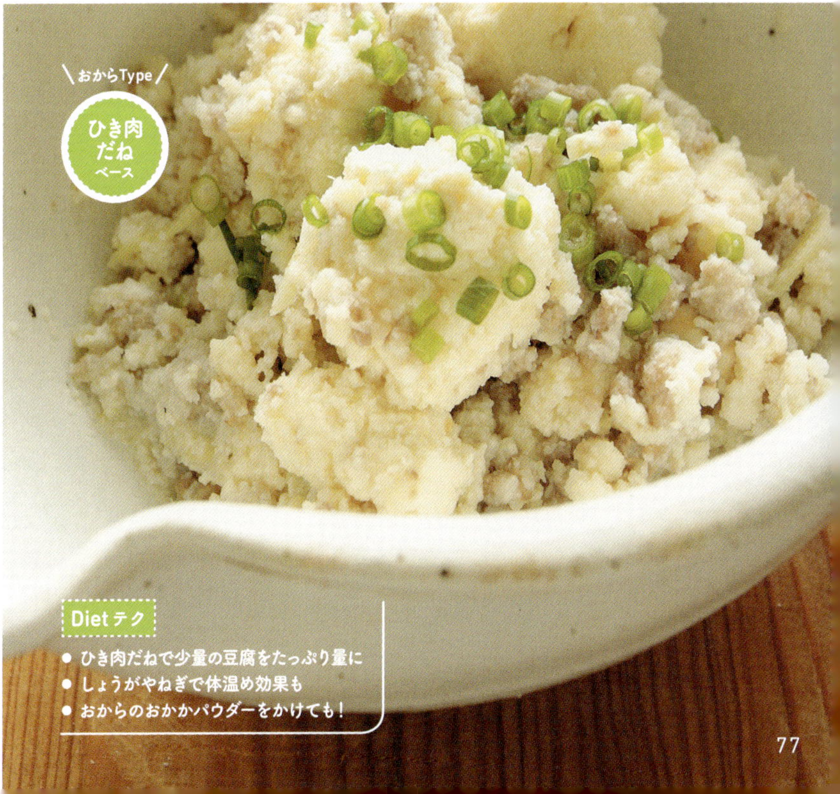

Dietテク

- ひき肉だねで少量の豆腐をたっぷり量に
- しょうがやねぎで体温め効果も
- おからのおかかパウダーをかけても！

おからのおかかパウダーを
まぶすだけで土佐煮風に！

電子レンジで！
かぼちゃの煮もの風

122kcal

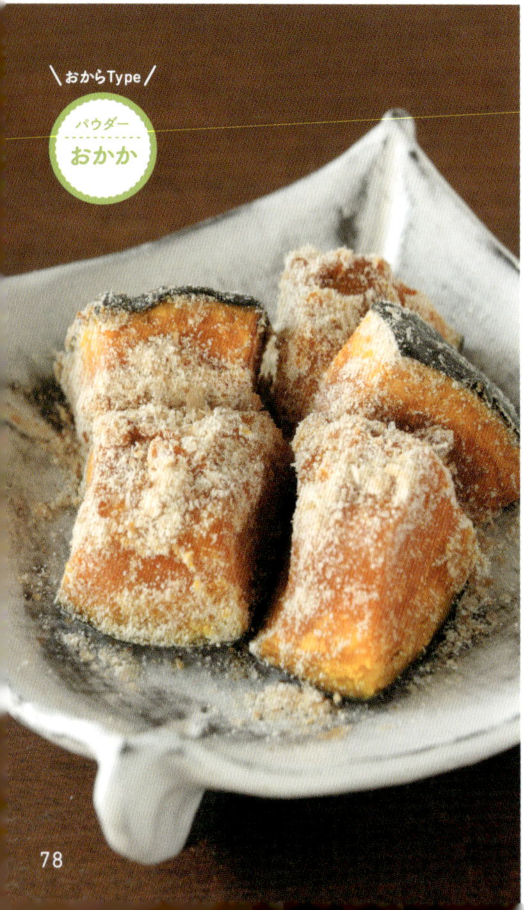

材料：1人分

おからのおかかパウダー
…大さじ1
かぼちゃ…80g
塩…少々

作り方

1 かぼちゃはひと口大に切って全体に塩をまぶし、耐熱皿に皮目を下にして並べる。ふんわりとラップをかけ、電子レンジで約3分間加熱する。

2 1が熱いうちに、おかかパウダーをまぶす。

Dietテク

- カロリーの高いかぼちゃはおからパウダーと合わせれば、少量でも満足！
- ダイエットで不足しがちなカロチン、ビタミン、ミネラルなどをかぼちゃで摂取

ツンとくるからしの刺激が
クセになるひと品

シャッキリ からしれんこん

123kcal

おからType
生
Raw

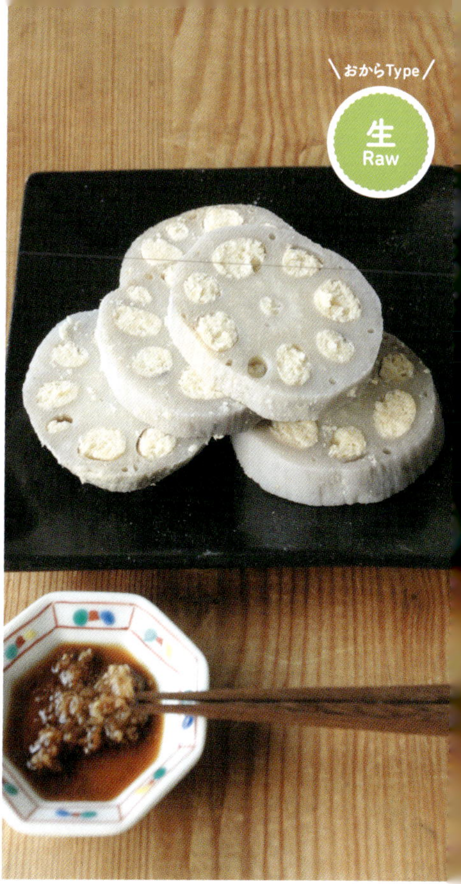

材料：1人分

おから（生）… 50g
れんこん … 100g
からし … 小さじ1
塩 … 小さじ¼
おろししょうが、しょうゆ … 各適量

作り方

1 れんこんは皮をむき、しっかりとこすり洗いをする。
2 小さめのボウルでおから、からし、塩を混ぜ合わせる。
3 2のボウルに1のれんこんの穴の面を下にして入れ、グリグリと押しつけながら回転させ、穴の中に2を詰めこんでいく。
4 ラップに3のれんこんをのせ、キャンディー状にしっかりと包む。耐熱皿にのせ、閉じ口を下にして電子レンジで約4～5分間加熱して火を通す。
5 4を輪切りにし、しょうがじょうゆを添える。

Dietテク

- れんこんのビタミンCはみかんより豊富。おからのビタミンEと合わされば、効率よく摂取可能

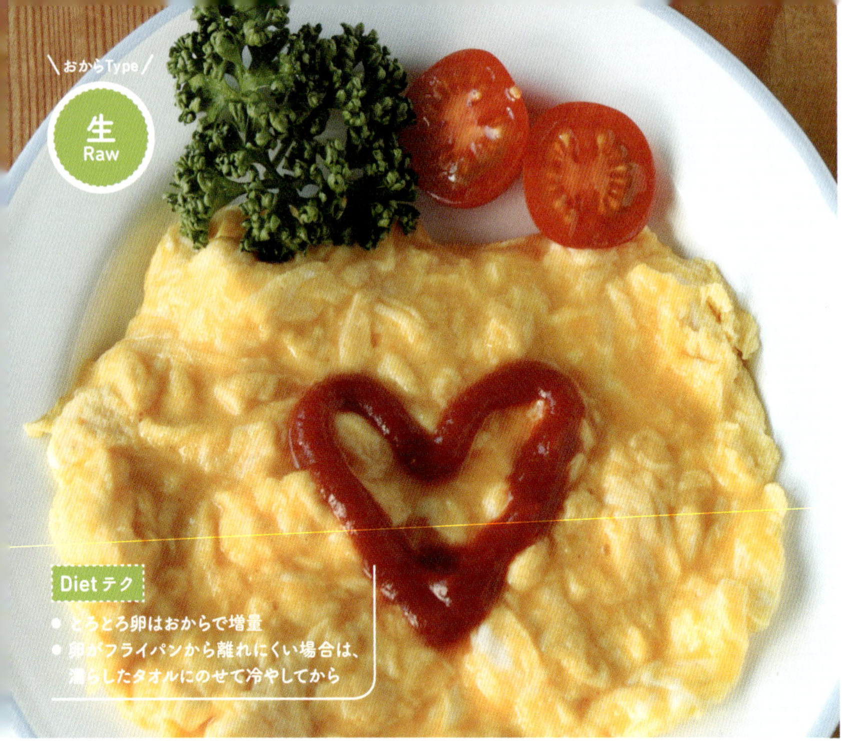

Dietテク

- とろとろ卵はおからで増量
- 卵がフライパンから離れにくい場合は、濡らしたタオルにのせて冷やしてから

主菜にも副菜にもなるシンプルな卵料理

とろとろスクランブルエッグ

187kcal

材料：1人分

おから（生）… 20g
卵 … 2個
水 … 大さじ2
塩、こしょう … 各少々
トマトケチャップ … 大さじ1
あればプチトマト、パセリ … 各適量

作り方

1. ボウルに卵をしっかりと溶きほぐし、水、おから、塩、こしょう加えてよく混ぜる。
2. 熱したフライパンに1の卵液を一気に流し入れ、大きく円を書くようにして混ぜながら、好みのかたさに仕上げる。
3. 皿に盛り、好みでトマトケチャップをかけたり、プチトマトやパセリを添える。

Diet テク

- じゃがいものかわりにおからでヘルシーに
- 高たんぱくでカルシウム豊富なチーズは、きれいやせにおすすめ

おからType

生
Raw

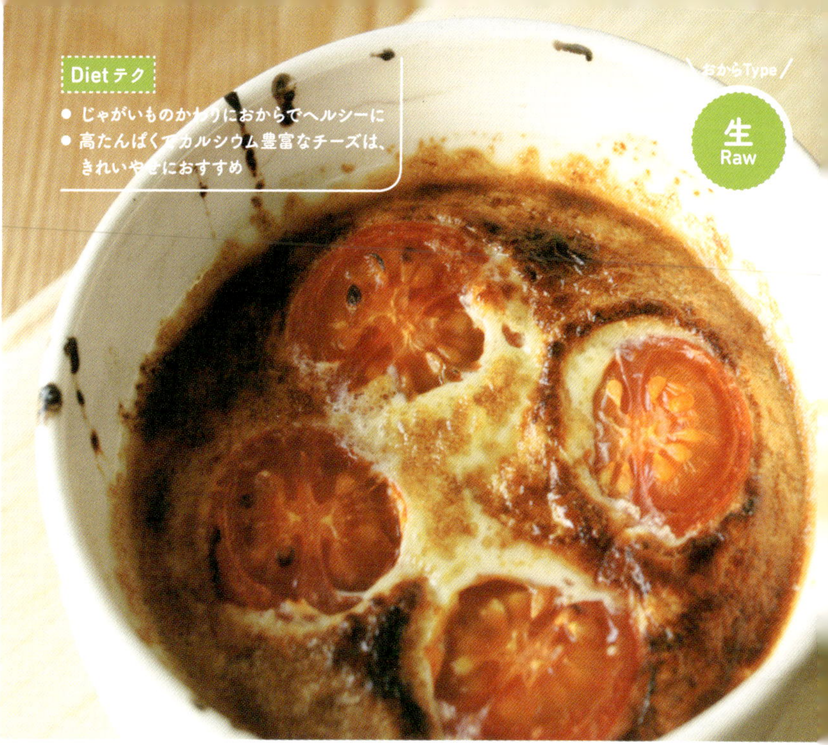

オーブントースターで焼くだけの簡単卵料理！

トマトのスパニッシュオムレツ

127kcal

材料：1人分

おから（生）…10g
卵…1個
溶けるチーズ…10g
塩、こしょう…各少々
プチトマト…2個

作り方

1 ボウルに卵をしっかりと溶きほぐし、おから、塩、こしょう、チーズを混ぜ、耐熱容器に流しこむ。

2 1にヘタを取って半分に切ったプチトマトをのせ、オーブントースターで約10分間焼く。竹串を刺して、卵液がつかなければ完成。

キムチと納豆の風味があとをひく
香ばしいおいなりさん

キムチ納豆の焼きいなり

171kcal

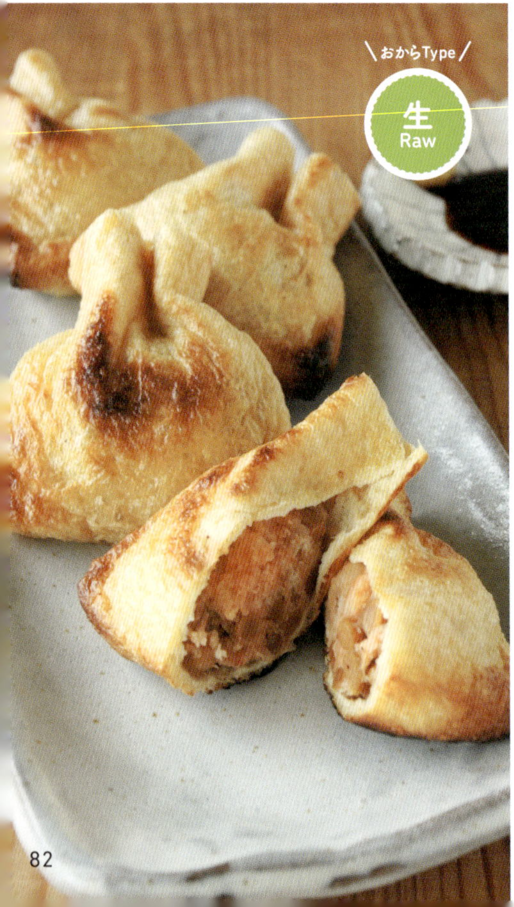

材料：1人分

おから（生）… 30g
油揚げ … 2枚
納豆 … 1パック
白菜キムチ … 20g
からし、しょうゆ … 各少々

作り方

1 納豆、刻んだ白菜キムチ、おからを混ぜ合わせる。
2 油揚げを横半分に切って1を詰めこみ、口をつま楊枝で閉じる。
3 2をオーブントースターでこんがりと焼く。
4 皿に並べ、からしとしょうゆを添える。

Dietテク

- ごはんのかわりにおからを詰めて、発酵食品の納豆やキムチで美肌、便秘解消などの効果もごま油風味のおからパウダーはまるですりごま！

もやしのナムル

79kcal

材料：1人分

おからパウダー… 大さじ1
もやし … 100g
塩、こしょう … 各少々
ごま油 … 小さじ1

作り方

1 耐熱容器にもやしを入れてラップをかけ、電子レンジで約4分間加熱する。
2 1におからパウダー、塩、こしょう、ごま油を加え、ざっくりと混ぜる。

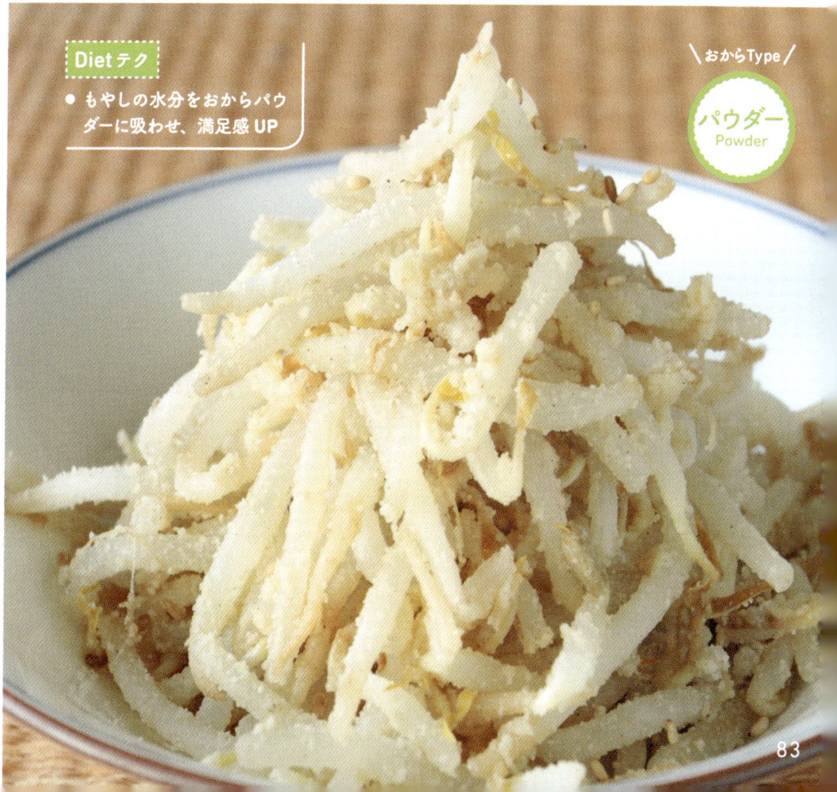
Dietテク
● もやしの水分をおからパウダーに吸わせ、満足感 UP
＼おからType／
パウダー
Powder

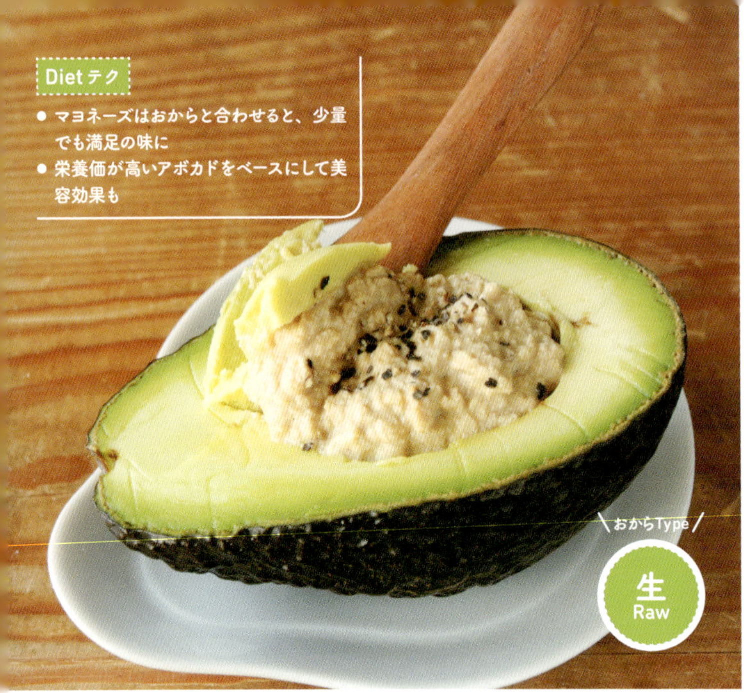
Dietテク
● マヨネーズはおからと合わせると、少量でも満足の味に
● 栄養価が高いアボカドをベースにして美容効果も
おからType
生
Raw

ツナマヨみたい!? おからとアボカドが好相性

アボカドのしょうゆマヨすくい

171kcal

材料：1人分

おから（生）… 10g

しょうゆマヨネーズ
- 水 … 大さじ½
- しょうゆ・マヨネーズ … 各小さじ1、
- わさび … 少々

アボカド … ½個

こしょう … 少々

作り方

1 おから、しょうゆマヨネーズの材料を混ぜ合わせる。

2 アボカドを縦半分に切り、種を除いた部分に1を盛る。仕上げにこしょうをふる。

いつもは脇役の副菜が食べごたえ十分のひと皿に

いんげんのおからごまあえ

110kcal

材料：1人分

おからパウダー… 大さじ1

あえごろも
- すりごま … 大さじ1
- 水 … 大さじ1½
- しょうゆ … 小さじ1
- みそ・砂糖 … 各小さじ½

さやいんげん … 50g

作り方

1 おからパウダー、あえごろもの材料をよく混ぜ合わせる。

2 いんげんは塩ゆでし、食べやすい大きさに切る。

3 1に2を入れ、あえる。

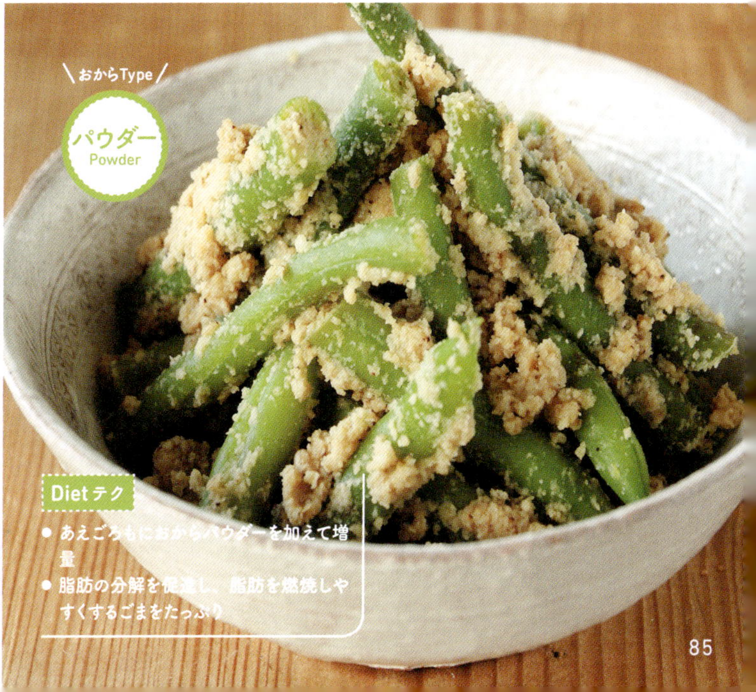

Dietテク

- あえごろもにおからパウダーを加えて増量
- 脂肪の分解を促進し、脂肪を燃焼しやすくするごまをたっぷり

食感の似たゆで卵とおからパウダーをトッピング

ほうれん草のミモザサラダ

132kcal

材料：1人分

おからパウダー…大さじ1
ほうれん草…100g
プチトマト…2個
ゆで卵…¼個
オリーブオイル…大さじ½
塩、こしょう…各少々

作り方

1 ほうれん草はざく切り、プチトマトは食べやすく切る。
2 ゆで卵はざるなどでこし、塩、こしょう、おからパウダーと混ぜ合わせる。
3 1を器に入れて全体にオリーブオイルをからませ、塩、こしょうをふる。仕上げに2をかける。

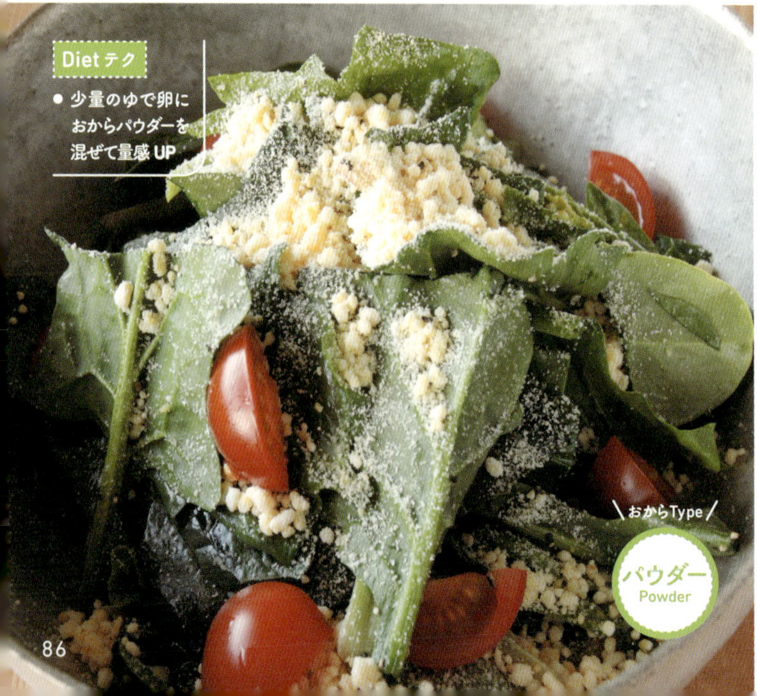

Dietテク
● 少量のゆで卵におからパウダーを混ぜて量感UP
おからType
パウダー
Powder

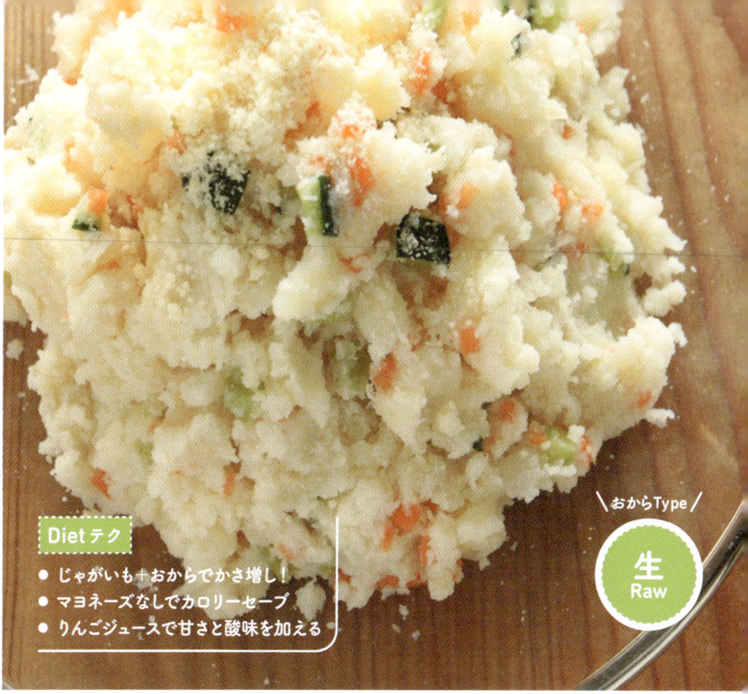
Dietテク
● じゃがいも＋おからでかさ増し！
● マヨネーズなしでカロリーセーブ
● りんごジュースで甘さと酸味を加える
おからType
生
Raw

マヨネーズなし & おから入りで、たっぷり食べても安心！

ポテトサラダ

139kcal

材料：1人分

おから（生）… 50g
じゃがいも（皮つき）… 100g
A りんごジュース … 大さじ2
　塩 … 小さじ⅓
　こしょう … 少々
にんじん … 10g
きゅうり … 10g

作り方

1 じゃがいもは皮のままラップに包み、電子レンジで約4分間加熱する（途中でひっくり返す）。皮をむき、フォークでつぶす。
2 1におから、Aを入れ、しっかりと混ぜる。
3 にんじんときゅうりを粗みじん切りにし、2に合わせる。

さらに低カロリー！ おからと作る
食べるアクセント調味料

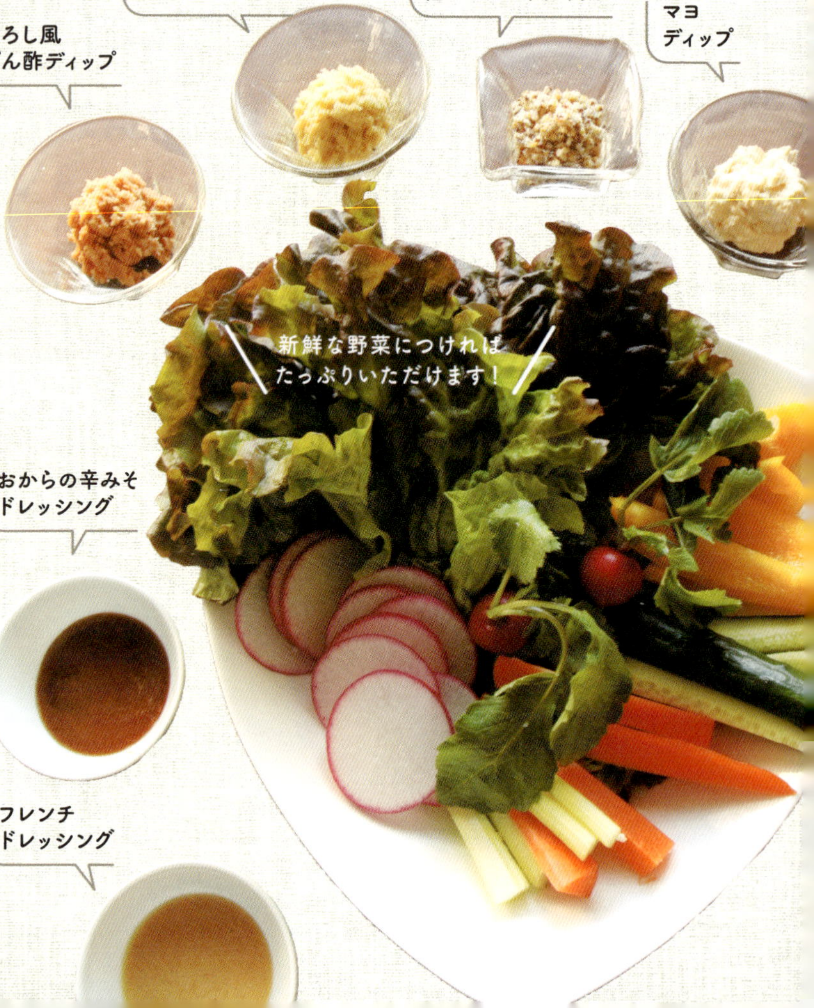
韓国風塩ディップ
粒マスタードディップ
おろし風
ぽん酢ディップ
マヨ
ディップ
新鮮な野菜につければ
たっぷりいただけます！
おからの辛みそ
ドレッシング
フレンチ
ドレッシング

Diet Point

食感のあるおからの
ディップ＆ドレッシングを
かけたり、あえたりするだけで、
おいしいばかりかお腹もいっぱい！

調味料や大根おろしにおからパウダーを
混ぜ合わせて、食べごたえのあるディップや
ドレッシングに仕上げてみました。
おから自体の味がシンプルなので、
選ぶ調味料次第で、和風にも洋風にも、
エスニックやアジアンにも変身します。
おからパウダーは、ディップにしたいときには
粒がやや粗めのものがおすすめ。
ドレッシングに仕上げたいときは、
粒子の細かいものを選ぶと失敗なし。
生野菜以外にもクラッカーにのせたり
茹でた野菜などの
あえごろも風に味わうのもよいでしょう。

\ おからType /

食べるディップ4種

パウダー
Powder

1 韓国風塩ディップ

おからパウダー
…大さじ1
＋
水…大さじ1½
＋
塩…小さじ¼
＋
ごま油…大さじ1½
↓
よく混ぜる

2 粒マスタードディップ

おからパウダー
…大さじ1
＋
粒マスタード
…大さじ2
＋
水…大さじ1½
↓
よく混ぜる

3 マヨディップ

おからパウダー
…大さじ1
＋
マヨネーズ
…大さじ2
＋
水…大さじ1½
↓
よく混ぜる

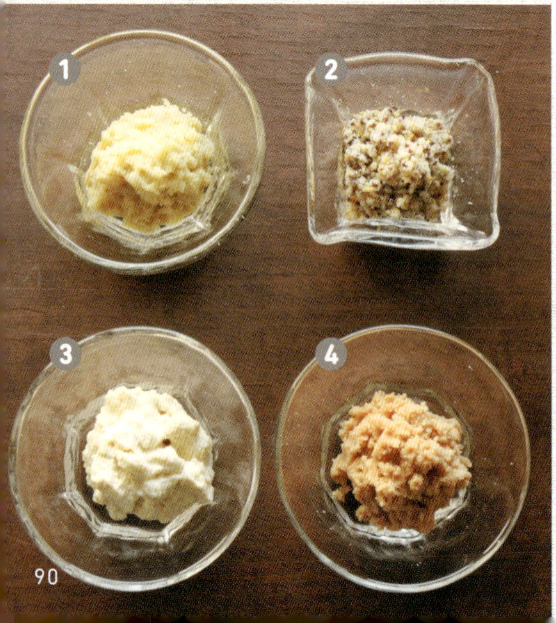

4 おろし風ぽん酢ディップ

おからパウダー
…大さじ1
＋
しょうゆ…大さじ2
＋
酢…大さじ1
＋
ゆずのしぼり汁
…大さじ1
↓
よく混ぜる

おからType

パウダー
Powder

食べるドレッシング2種

おからの辛みそドレッシング

おからパウダー… 大さじ1

＋

みそ … 大さじ1

＋

豆板醤 … 小さじ1

＋

水 … 大さじ2

↓

よく混ぜる

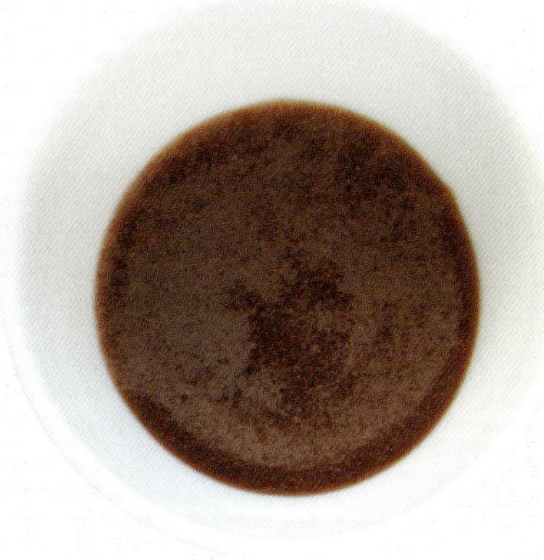

フレンチドレッシング

おからパウダー… 大さじ1

＋

塩 … 小さじ½

＋

こしょう … 少々

＋

おろし玉ねぎ … 少々

＋

酢 … 大さじ1

＋

オリーブオイル … 大さじ3

↓

よく混ぜる

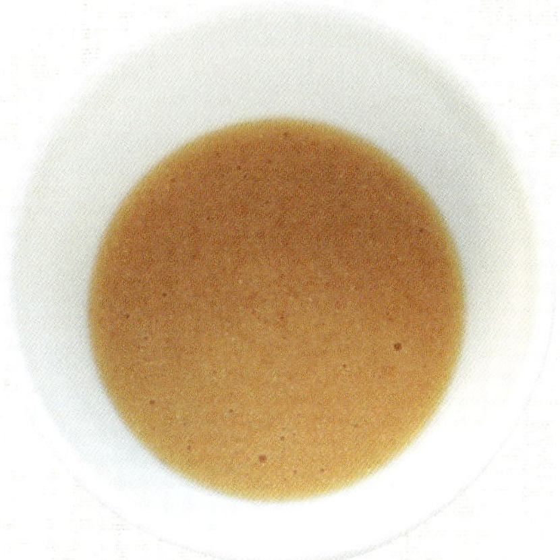

いつものおなじみ
「おからの炒り煮」をリメイク！

おからのもっともおなじみの食べ方といえば、
パラパラに炒ってから甘めに味つける炒り煮。
どこか懐かしい味は、たまに無性に食べたくなります。

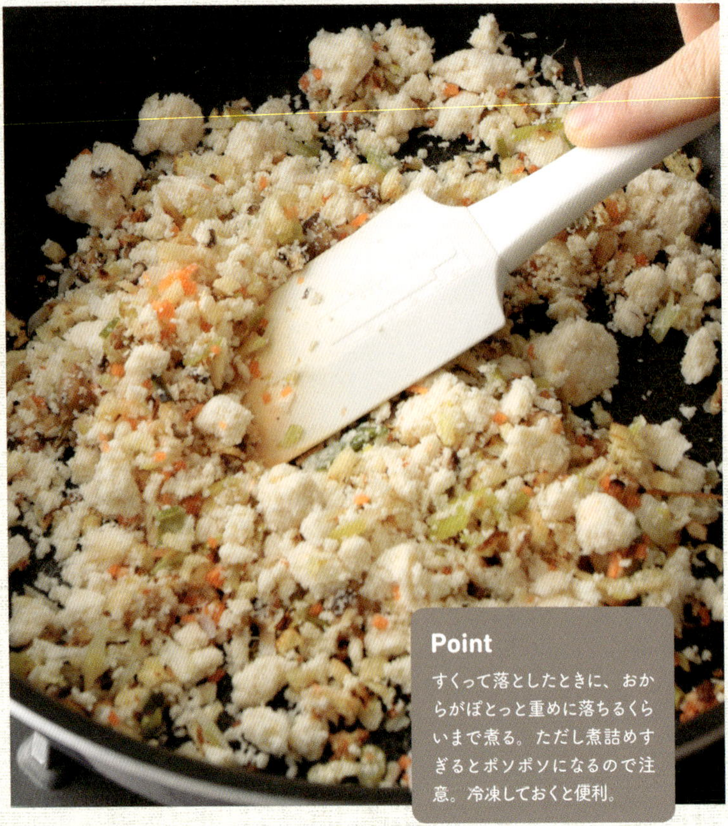

Point

すくって落としたときに、おからがぽとっと重めに落ちるくらいまで煮る。ただし煮詰めすぎるとポソポソになるので注意。冷凍しておくと便利。

加える具は残り野菜を応用してもOK!

おからの炒り煮

材料：作りやすい分量

おから（生）… 150g

にんじん… 20g

ねぎ… 30g

油揚げ…½枚

A
- 水… 2カップ
- しょうゆ…小さじ2
- 塩…小さじ⅓強

作り方

1 にんじん、ねぎ、油揚げをみじん切りにする。

2 フライパンに1、水大さじ2（分量外）を入れ、水分がなくなるまで炒める。

3 2におからを入れてざっと炒め合わせ、Aを加えてときどき混ぜながら煮詰める。

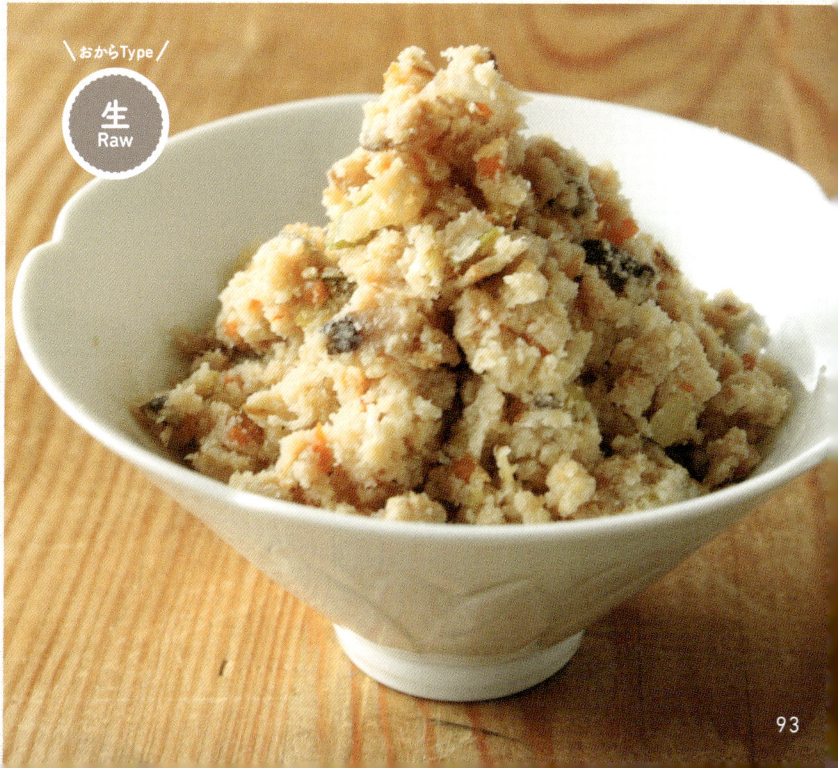

リメイクレシピ

おからの炒り煮はできたてをそのまま食べる以外に、
いろいろとアレンジが効くスグレモノです。
甘じょっぱさと食感が味のポイントになります。

Remake－1 ドレッシングのかわりに

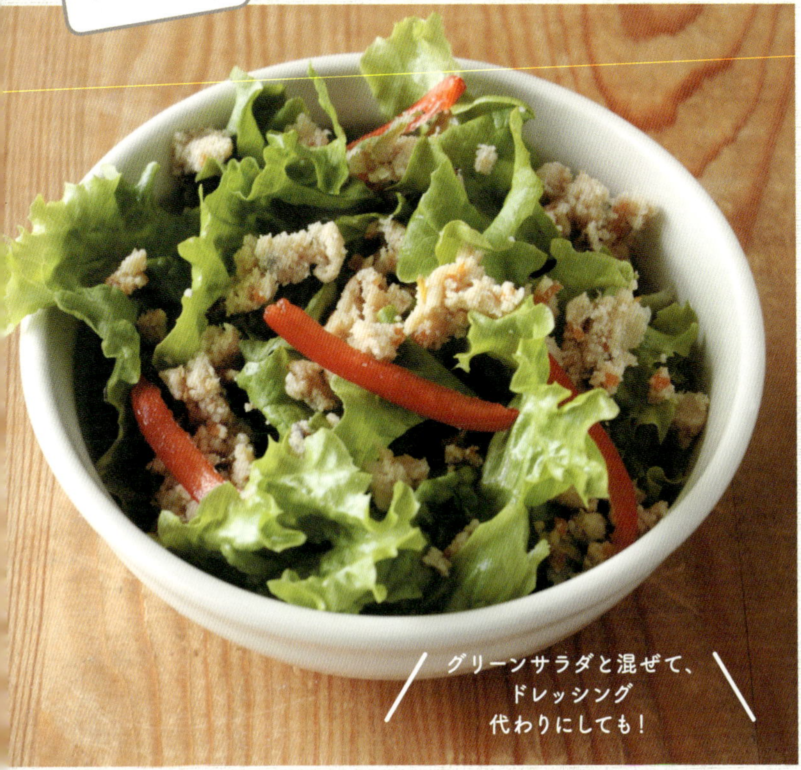
グリーンサラダと混ぜて、
ドレッシング
代わりにしても！

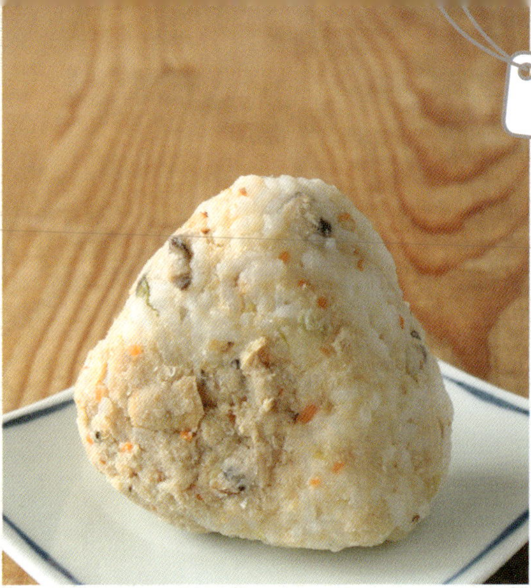

Remake – 2

ごはんに混ぜて

温かいごはんと
合わせて
混ぜごはんに

Remake – 3

クラッカーやパンにのせて

マヨネーズを
少しまぜて、
カナッペにしても！

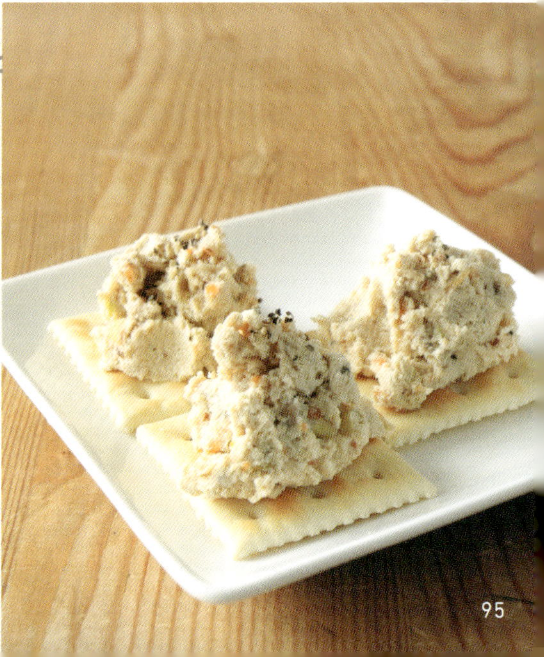

\ Part /

4

OKARA
Soup

100~150kcalの じんわり滋味スープ

体を内側から温め、
水分を摂取することで
満腹感も出てくるスープ。
調味料や具材を
ちょっと変えるだけでも、
何通りもの味が楽しめます。

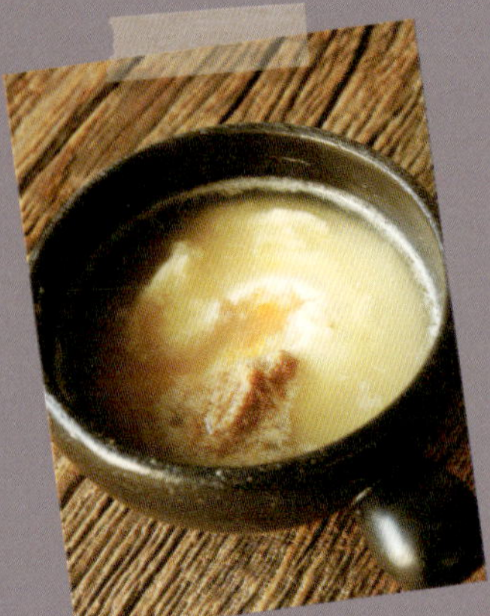

Cooking Point 1

クリーミーなスープは おからパウダーでとろみを！

なめらかなポタージュや、具が溶けるほど煮込むクリーミーなスープにおからパウダーを混ぜると、ゆるめのとろみが加わって、あっという間にマイルドな食感に。調理時間の短縮にもつながります。またおからに残っている大豆のうまみや甘みがスープにじんわりと溶け出し、おいしさもアップします。

Cooking Point 2

おからパウダーも 具材のひとつになる

おからは粒子の細かさに関係なく、スープに完全には溶けません。独特の食感の浮き身として楽しめ、スープの味を引き立ててくれます。また仕上げにチーズパウダーやおかかパウダーをトッピングすれば、さらにうまみがプラスされます。

Cooking Point 3

よく噛むようにして 食べる

スープとなじんだおからパウダーは、スプーンですくって食べるだけでもかなりの満腹感を得られます。このときただ飲みこむのではなく、少し噛むようにすると、より満腹中枢が刺激されます。またスープを食事の最初に飲んでおくと、あとの食事の量を減らすこともできます。

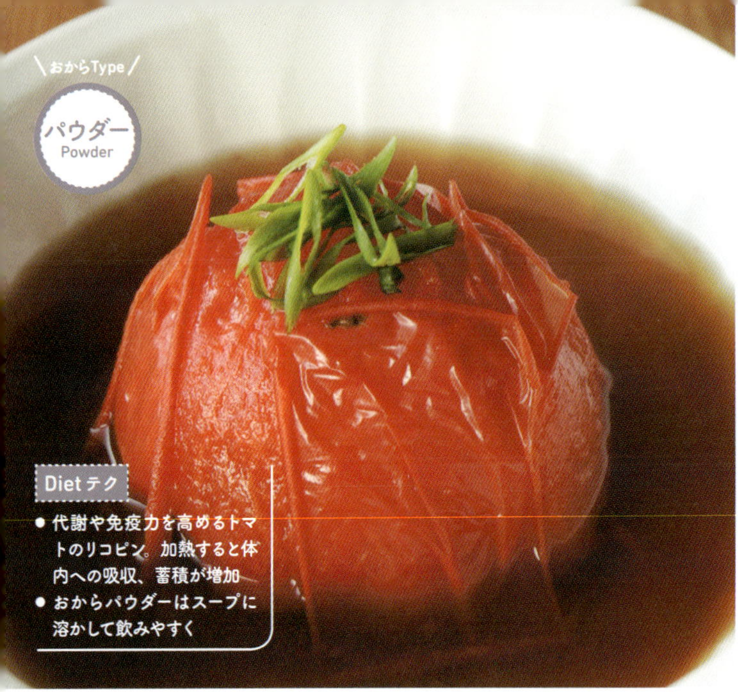
\おからType/
パウダー
Powder
Dietテク
● 代謝や免疫力を高めるトマトのリコピン。加熱すると体内への吸収、蓄積が増加
● おからパウダーはスープに溶かして飲みやすく

トマトをまるごと煮るダイナミックなスープ

まんまるトマトスープ

94kcal

材料：1人分

おからパウダー… 大さじ1
トマト…1個
万能ねぎ… 適量
A　水…150cc
　　しょうゆ・みりん…各大さじ½

作り方

1 トマトはヘタを取り、万能ねぎは斜め切りにする。

2 鍋にトマト、A、おからパウダーを入れてひと煮立ちさせ、弱火にしてトマトを転がしながら温める。仕上げに万能ねぎを散らす。

食感が少し残る素朴な味わいのスープ

すりすりじゃがいもポタージュ

138kcal

材料：1人分

おからパウダー… 大さじ1
じゃがいも … 50g
ベーコン … 5g
A 牛乳 … 1カップ
　塩 … 小さじ¼
　こしょう … 少々
ドライパセリ … 適量

作り方

1 じゃがいもは皮ごとすりおろし、ベーコンはみじん切りにする。
2 鍋に1、おからパウダー、Aを入れてひと煮立ちさせ、弱火にして混ぜながら少し煮る。仕上げにドライパセリを散らす。

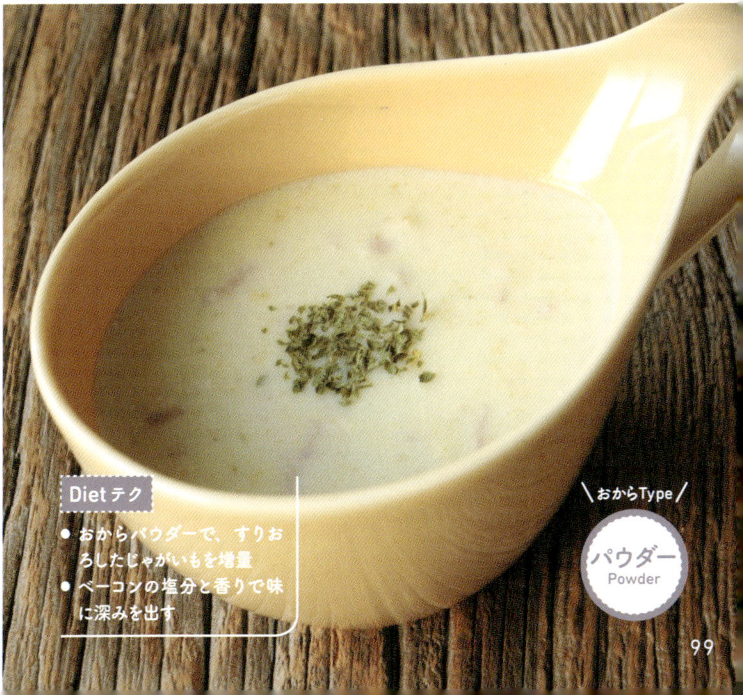

Dietテク

- おからパウダーで、すりおろしたじゃがいもを増量
- ベーコンの塩分と香りで味に深みを出す

＼おからType／

パウダー
Powder

電子レンジで作る豆乳仕立てのクリーミースープ

かぼちゃの豆乳ポタージュ

165kcal

材料：1人分

おからパウダー… 大さじ1
かぼちゃ（種を取ったもの）
… 50g
A　豆乳 … 1カップ
　　塩 … 小さじ¼
　　こしょう … 少々
こしょう … 少々

作り方

1 かぼちゃをひと口大に切り、皮目を下にして耐熱容器に入れ、ラップをかけて電子レンジで約3分間加熱する。

2 1をフォークでつぶし、おからパウダー、Aを加えて電子レンジで約4分間加熱する。仕上げにこしょうを散らす。

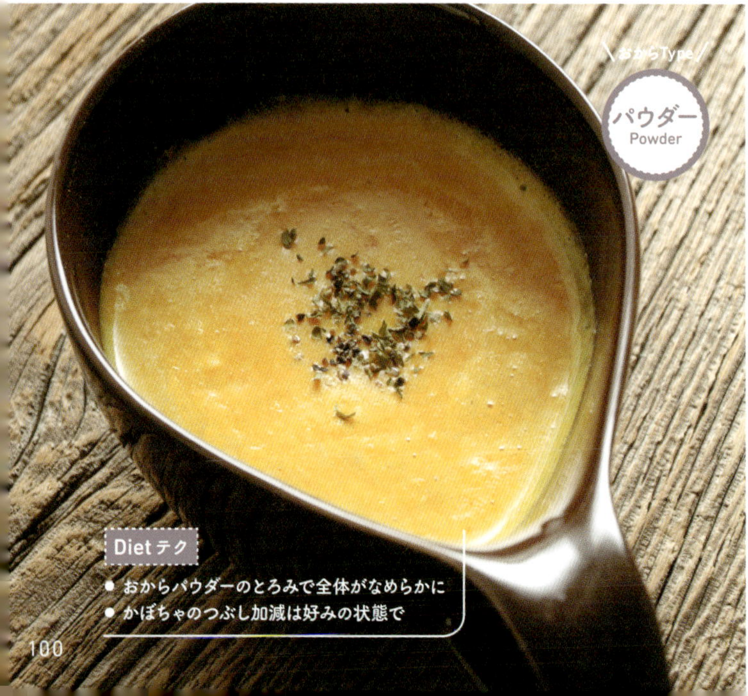

Diet テク

- おからパウダーのとろみで全体がなめらかに
- かぼちゃのつぶし加減は好みの状態で

辛さと酸味が魅力の
中華スープ

春雨入り
酸辣湯《サンラータン》

146kcal

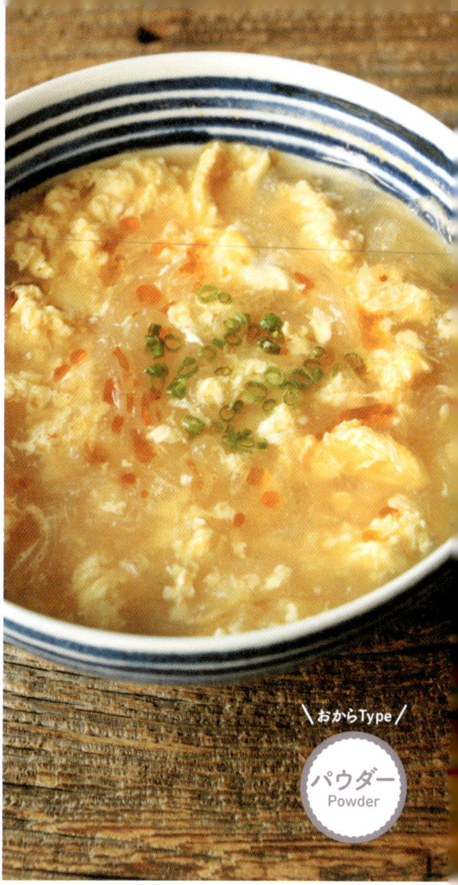

材料：1人分

おからパウダー… 大さじ1
春雨 … 10g
A｜水 … 1カップ
｜しょうゆ … 小さじ1
｜豆板醤・塩 … 各少々
卵 … 1個
酢 … 小さじ1
ラー油 … 適量
万能ねぎの小口切り … 適量

作り方

1 鍋におからパウダー、春雨、Aを入れてひと煮立ちさせ、弱火にして混ぜながら春雨が戻るまで煮る。

2 卵をしっかりと溶き、箸などを添えて糸状に流し入れる。卵が固まったら火を止めて器に注ぎ、酢、ラー油をたらし、万能ねぎを散らす。

Dietテク

- おからパウダーを片栗粉の代用にし、増量＆カロリーダウン
- 酢のクエン酸でダイエット効果を促進、冷えも解消

大きめにカットした豆腐が“食べた感”を演出

キムチと豆腐のチゲ風スープ

74 kcal

材料：1人分

おからパウダー … 大さじ1
白菜キムチ … 30g
A ｜ 水 … 1カップ
　｜ しょうゆ … 小さじ1
絹ごし豆腐 … 50g

作り方

1 鍋におからパウダー、白菜キムチ、Aを入れてひと煮立ちさせる。
2 1に絹ごし豆腐を加え、大きくほぐしながら温める。

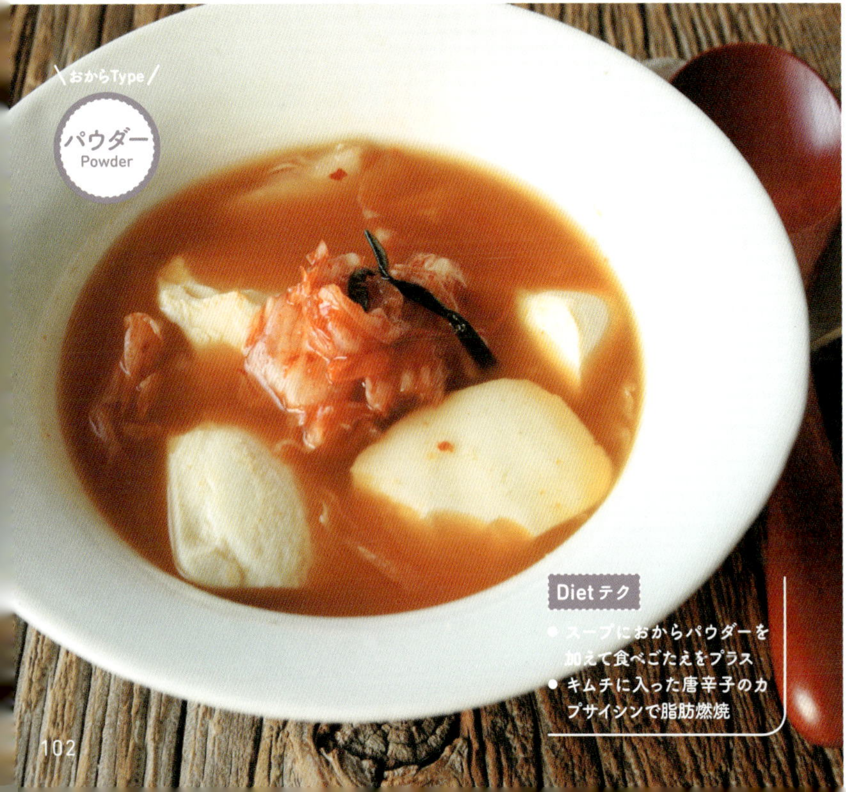

＼おからType／

パウダー
Powder

Dietテク

- スープにおからパウダーを加えて食べごたえをプラス
- キムチに入った唐辛子のカプサイシンで脂肪燃焼

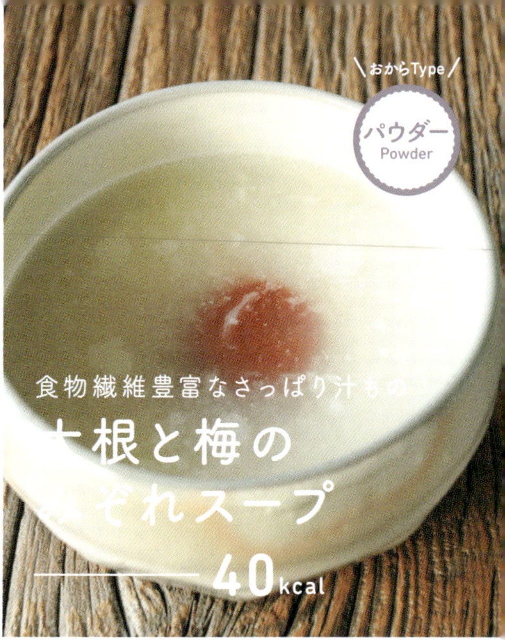
＼おからType／
パウダー
Powder
食物繊維豊富なさっぱり汁もの
大根と梅の
みぞれスープ
40kcal

材料：1人分

おからパウダー… 大さじ1
大根 … 50g
水 … 150cc
梅干し … 1個

作り方

1 大根をすりおろす。
2 鍋に1、おからパウダー、水を入れてひと煮立ちさせる。
3 2を器に注いで梅干しをのせ、ほぐしながら食べる。

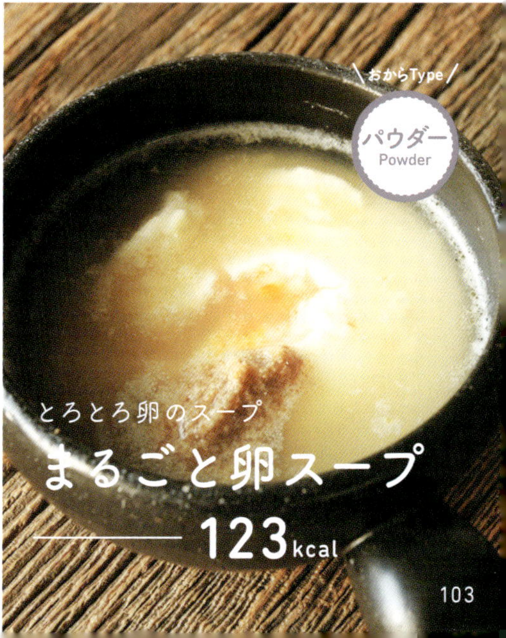
＼おからType／
パウダー
Powder
とろとろ卵のスープ
まるごと卵スープ
123kcal

材料：1人分

おからパウダー… 大さじ1
A 水 … 150cc
しょうゆ … 小さじ½
塩 … ¼弱
こしょう … 少々
卵 … 1個
ごま油 … 少々

作り方

1 鍋におからパウダー、Aを入れてひと煮立ちさせる。
2 1に卵を割り入れ、好みのかたさまで加熱し、最後にごま油をたらす。

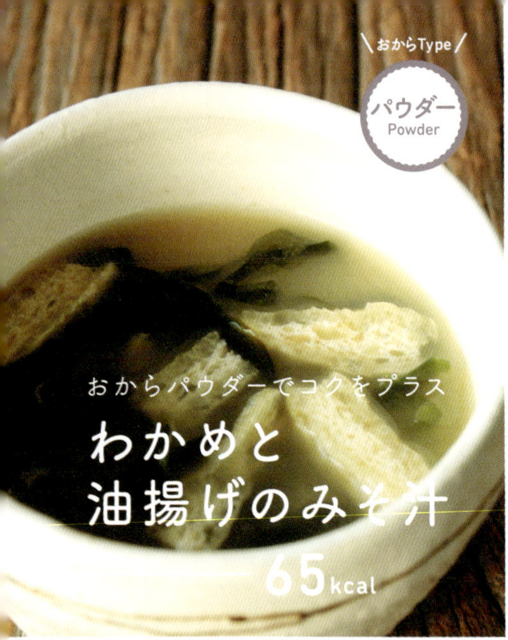

おからパウダーでコクをプラス

わかめと油揚げのみそ汁

65kcal

材料：1人分

おからパウダー… 大さじ1
油揚げ … 3g
乾燥わかめ … 2g
みそ … 小さじ2
湯 … 150cc

作り方

1 油揚げは適当な大きさに切り、熱湯をかけて油抜きする。
2 器に1、乾燥わかめ、おからパウダー、みそを入れ、熱湯を注いで混ぜながら溶かす。

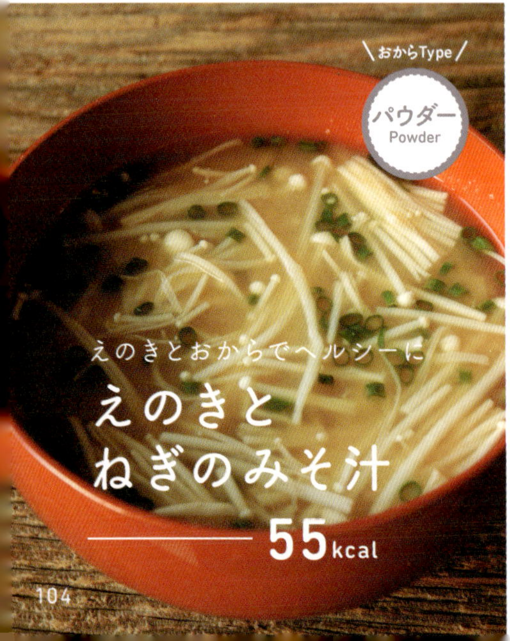

えのきとおからでヘルシーに

えのきとねぎのみそ汁

55kcal

材料：1人分

おからパウダー… 大さじ1
えのきだけ … 20g
万能ねぎ … 少々
みそ … 小さじ2
湯 … 150cc

作り方

1 えのきだけは石づきを取って適当な長さに切り、万能ねぎは小口切りにする。
2 器に1、おからパウダー、みそを入れ、熱湯を注いで混ぜながら溶かす。

春雨の食感がポイントの濃厚みそ汁！

春雨の豆乳みそスープ

113kcal

材料：1人分

おからパウダー… 大さじ1
春雨 … 10g
乾燥わかめ … 2g
みそ … 小さじ2
豆乳 … 50cc
水 … 1カップ
豆板醤 … 少々
七味（あれば）… 少々

作り方

1 鍋にすべての材料を入れ、ひと煮立ちさせる。
2 弱火にし、春雨が戻るまで混ぜながら加熱する。あれば仕上げに七味をふっても。

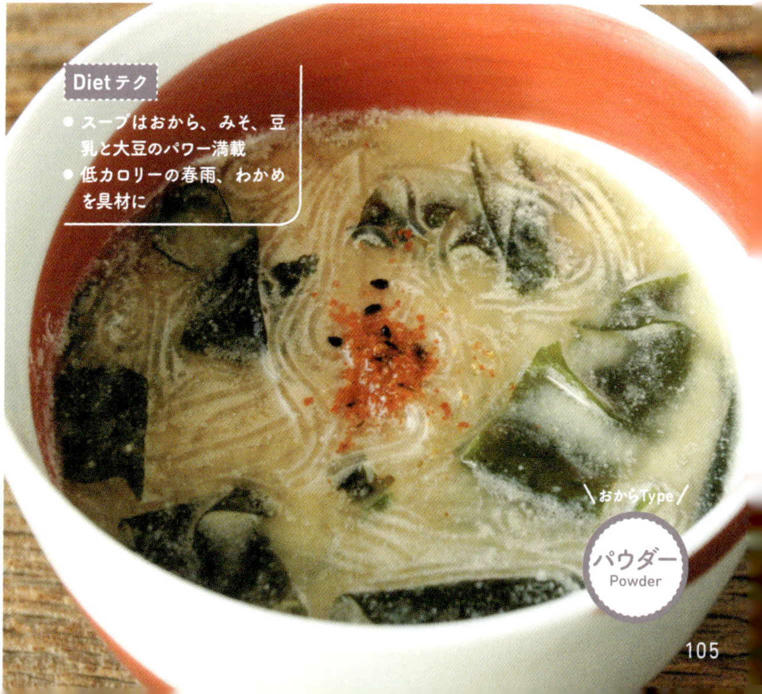
Dietテク
● スープはおから、みそ、豆乳と大豆のパワー満載
● 低カロリーの春雨、わかめを具材に
＼おからType／
パウダー
Powder

まとめて作る、
ラクちん野菜スープ！

野菜やベーコンで煮込んだスープストックを使った、
1週間違った味が楽しめるスープ。朝食にもおすすめ！

Step – 1

まとめて野菜スープストックを作りましょう

野菜たっぷりストック

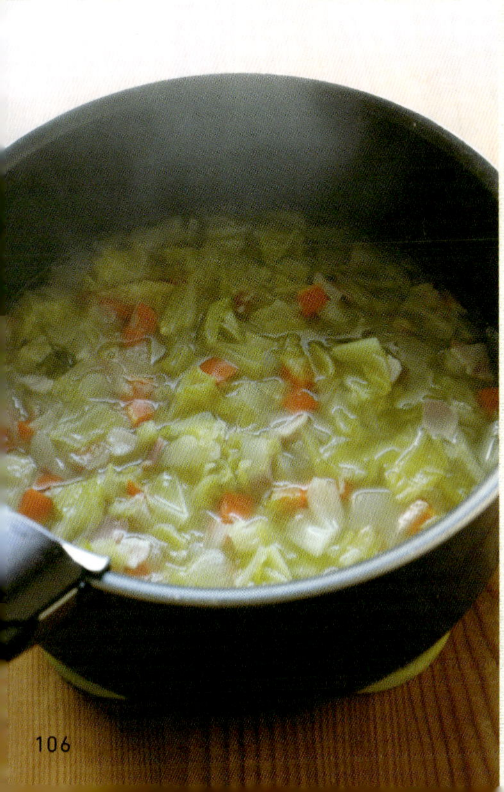

材料：1人分（1週間分）

キャベツ…400g
にんじん…1本
玉ねぎ…2個
セロリ…1本
ベーコン…3枚
水…8カップ
塩…小さじ1½
こしょう…少々

作り方

1 すべての野菜とベーコンを粗みじん切りにする。
2 鍋に1、水4カップ、塩を入れてふたをし、ときどき混ぜながら蒸し煮にする。
3 2の具材がしんなりしてきたら、残りの水4カップを加えてひと煮立ちさせ、塩、こしょうで調味する。

Step – 2

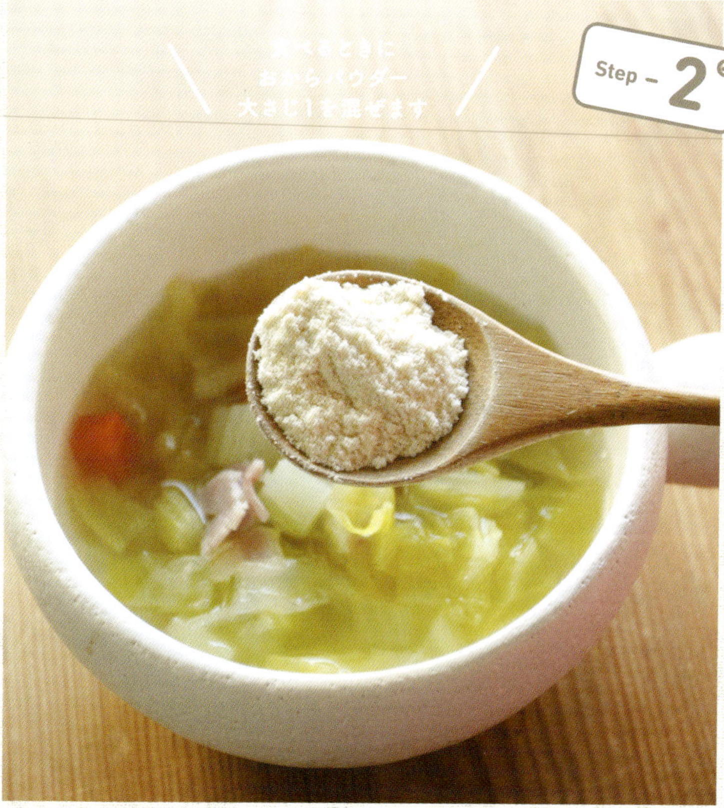
食べるときに
おからパウダー
大さじ1を混ぜます

野菜もベーコンも本来のうまみを引き出すため、
最初はゆっくりと蒸し煮します。ここでじっくりと煮ることで、あとは調味がシンプルでもおいしいスープに。
食べる直前に温めて、好みの調味料をプラス。仕上げにおからパウダーを加え混ぜて、量感 UP すれば完成です。
ときには旬の野菜を使ってもおいしい！！

Step - 3 1Week アレンジスープ

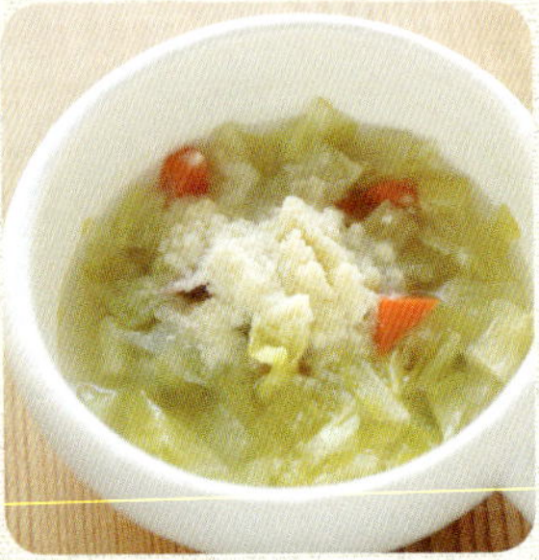

Normal

塩

42 kcal

温めた野菜スープストック
… 玉じゃくし2杯（約150g）
＋
おからパウダー… 大さじ1
↓
A

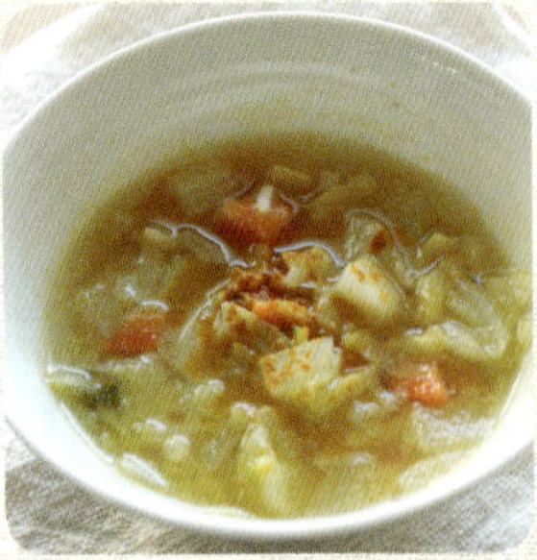

Arrange

カレー

72 kcal

A
＋
カレー粉
… 小さじ⅓

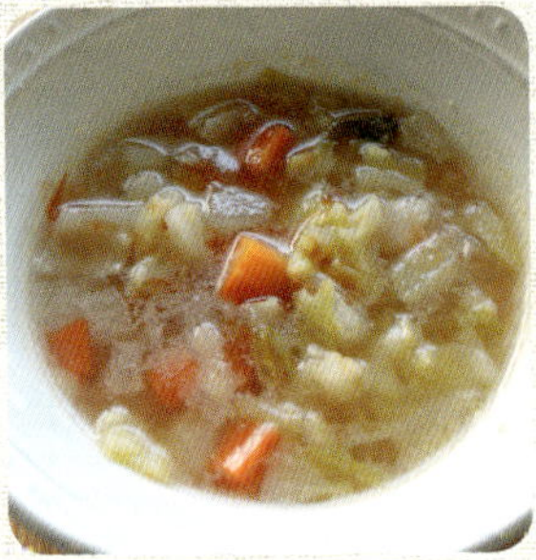

Arrange

チリトマト味

88 kcal

A
＋
ケチャップ … 大さじ1
＋
タバスコ … 少々

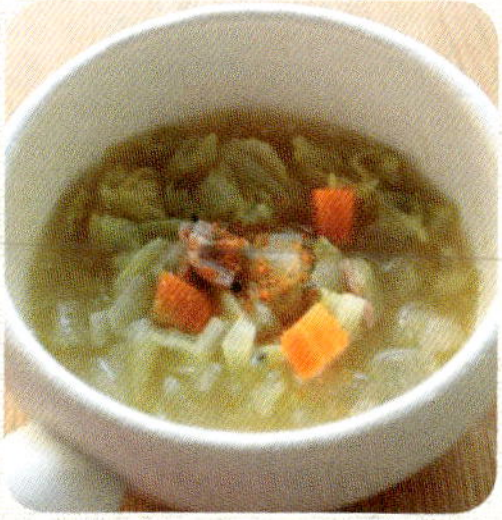

Arrange

みそ味

88 kcal

A
＋
みそ … 大さじ½
＋
七味唐辛子

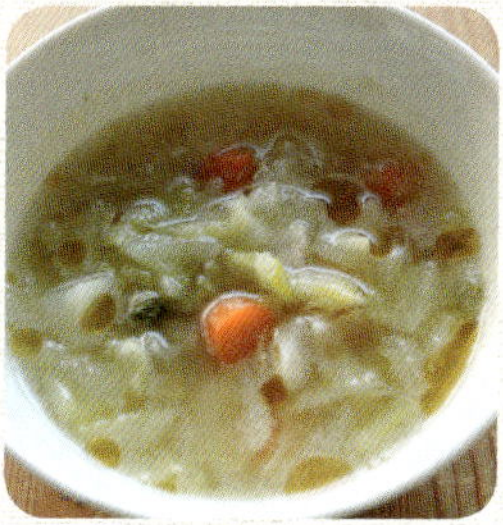

Arrange

中華風

93 kcal

A
＋
しょうゆ … 小さじ1
＋
ごま油小さじ … ½

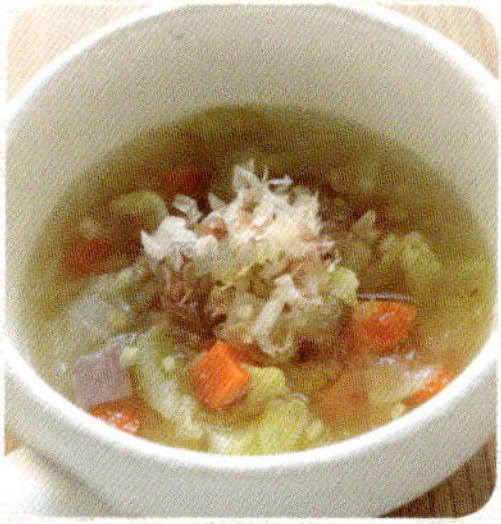

Arrange

和風

75 kcal

A
＋
しょうゆ … 小さじ1
＋
けずり節 … 少々
＋
おろししょうが … 少々

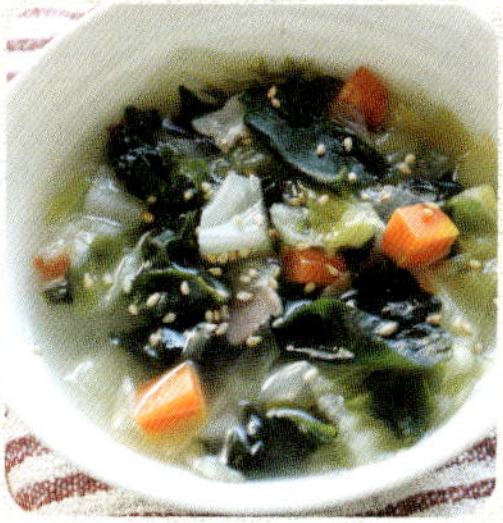

Arrange

海藻

72 kcal

A
＋
乾燥わかめ … 2g
＋
ごま … 少々

＼Part／

5

OKARA
Staple food

1品うれしい 500kcal以下！ 大満足主食

ごはんやパンといった
「主食」は炭水化物なので
ダイエットの大敵。
でもおからを合わせれば、
丼ものやパスタもOK。
しかもたっぷりと
食べられるのもうれしい！

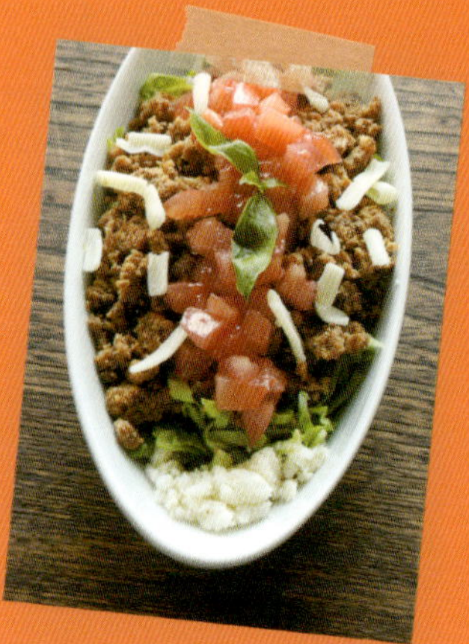

Cooking Point 1

炭水化物に合うおからのタイプを選ぶ

炭水化物に混ぜこむなら生、最後にトッピング風に加えるならパウダーという感じで、使い分けます。ごはんも小麦も汁気がないので、しっかり混ぜこむときは水気の多い生のおからを使うとよいでしょう。

Cooking Point 2

おからでボリューム&カロリー調整

炭水化物をおからで増量すると、大幅にカロリー&糖質カットができるので、あとは普段と同じような食事でOKです。このときおからをどれだけ加えるかで、全体のボリュームやカロリーも変わってきます。おからの占める割合が多ければ多いほど、満腹なのにヘルシーということになります。

Cooking Point 3

食感を出して満足度UP

おからの食感をできるだけ残すようにすると、よく噛むために早く満腹感を得られるようになります。そうすれば食べすぎ防止にも役立ちます。ごはんは電子レンジで加熱するだけのパックごはんでも十分です。

魚介＆野菜の蒸し煮をカレーに仕上げ、
おからでとろみを出します。おからごはんを添えて

ヘルシーな シーフードカレー

（1人分＋おからごはん100g）
383kcal

材料：2人分

●カレー
おから（生）…50g
セロリ…50g
にんじん…¼本
玉ねぎ…¼個
にんにく…1かけ
しょうが…1かけ
ベーコン…1枚
A　水…1カップ
　トマトの缶詰…400g
　カレー粉…大さじ1½
　赤唐辛子…1本
　塩…小さじ1強
いか…100g
えび（殻つき）…6尾
白ワイン…大さじ2
●おからごはん（温ごはん100g＋おから〈生〉100gを混ぜて電子レンジで1分間ほど温めたもの）
春菊、ラディッシュなど好みの生野菜…適量

作り方

1 セロリ、にんじん、玉ねぎ、にんにく、しょうが、ベーコンをみじん切りにする。
2 鍋に1と水50cc（分量外）を入れてふたをして弱火にかけ、途中で混ぜながら約10分間蒸し煮にする。
3 2の野菜がしんなりとしたら、おから、Aを加えてひと煮立ちさせる。
4 輪切りにしたいか、殻ごとのえびを白ワインでもむ。
5 3に4を加え、ときどき混ぜながら約15分間蒸し煮にする。
6 おからごはんとカレー半量を器に盛り合わせ、生野菜を添える。

Dietテク
- おからをルウがわりに使ってとろみを出す
- 野菜はすりおろして煮込んでもOK
- 蒸し煮で甘みを出し、煮込み時間を短縮
- 汁気のあるカレーは、パラパラのおからごはんと好相性

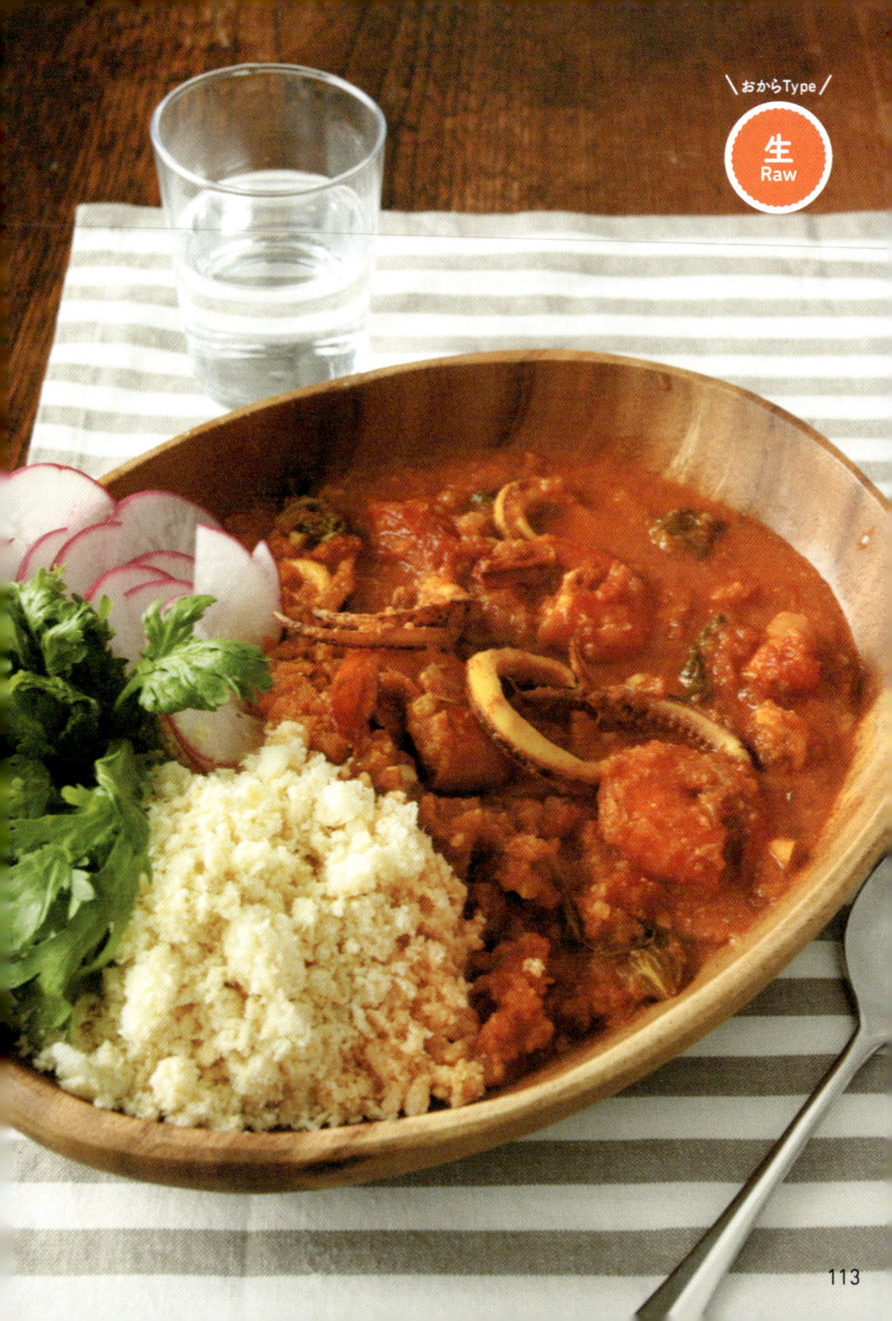
おからType
生
Raw

下味をつけて炊いたごはんに
具や油を加える逆スタイル！

炊きこみ チャーハン

（1食あたり）
288kcal

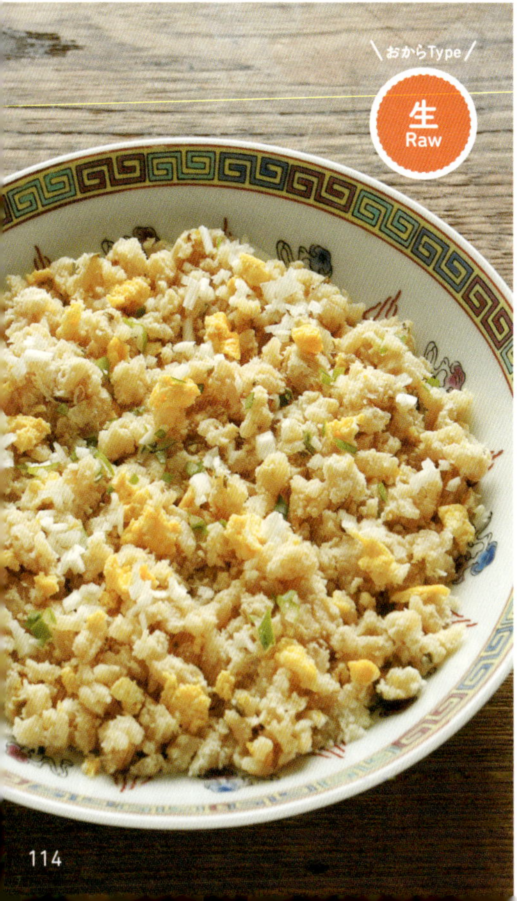

材料：3食分

おから（生）…200g
米…1合
A しょうゆ…大さじ1
　塩…小さじ½
ねぎのみじん切り…20g
しょうがのみじん切り…1かけ分
溶き卵…1個分
ごま油…大さじ½
こしょう…少々

作り方

1. 洗った米を炊飯器に入れてAを加え、1合の目盛りまで水を注いで炊く。
2. 炊き上がったらねぎ、しょうが、溶き卵、ごま油、こしょうを入れ、炊飯器のふたを閉めて約5分間蒸らす。
3. 卵が固まったらおからを入れ、ざっくりと混ぜる。

Dietテク

- 炊きこみスタイルにし、油は風味づけだけに
- まとめて作って冷凍もOK

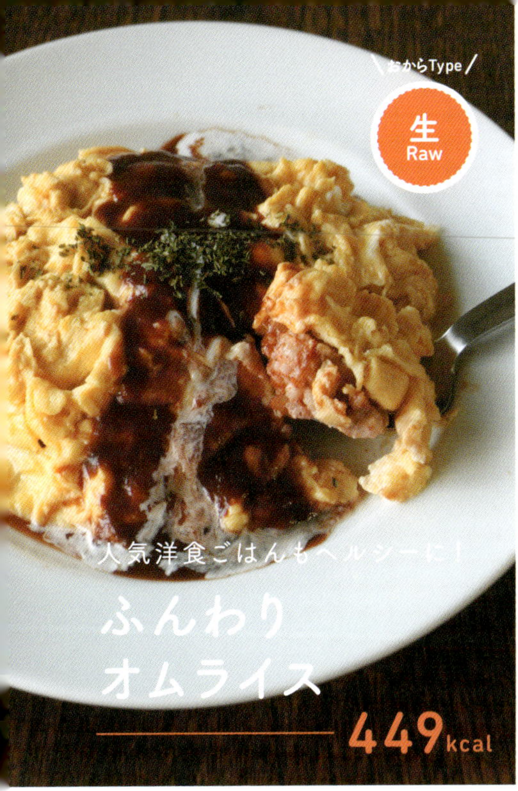

人気洋食ごはんもヘルシーに！

ふんわりオムライス

449kcal

Dietテク

- 卵には豆乳を加えてクリーミーに

材料：1人分

●ケチャップごはん

おから（生）… 40g
しめじ … 40g
玉ねぎ … 40g
トマトケチャップ … 大さじ3
温ごはん … 80g
塩、こしょう … 各少々

●オムレツ

卵 … 2個
A｜豆乳 … 大さじ2
　｜塩・こしょう … 各少々

●ソース（ケチャップ・ウスターソース・水 … 各大さじ1）

ドライパセリ … 少々
好みで生クリーム … 少々

作り方

1 しめじ、玉ねぎは粗みじんに切る。
2 フライパンに1、水大さじ2（分量外）を入れて弱火にかけて炒め、しんなりとしてきたらトマトケチャップを加えて炒め合わせる。
3 トマトケチャップが全体になじんだら、ごはんとおからを加えて混ぜ、全体がなじんだら塩、こしょうで調味して器に丸く盛る。
4 ボウルに卵をとき、Aを入れてよく混ぜ、熱したフライパンに一気に流し入れる。大きく円を描くように混ぜ、好みのかたさに焼く。
5 4をスライドさせるようにして、3の上にのせる。
6 耐熱容器にソースの材料を入れて混ぜ、電子レンジで約40秒加熱して少し煮詰めて5にかける。パセリ、好みで生クリームもかける。

おからごはん＋卵液を
電子レンジで温めるだけ

電子レンジで！
親子丼

477kcal

Dietテク

- おからでごはんのかさ増し

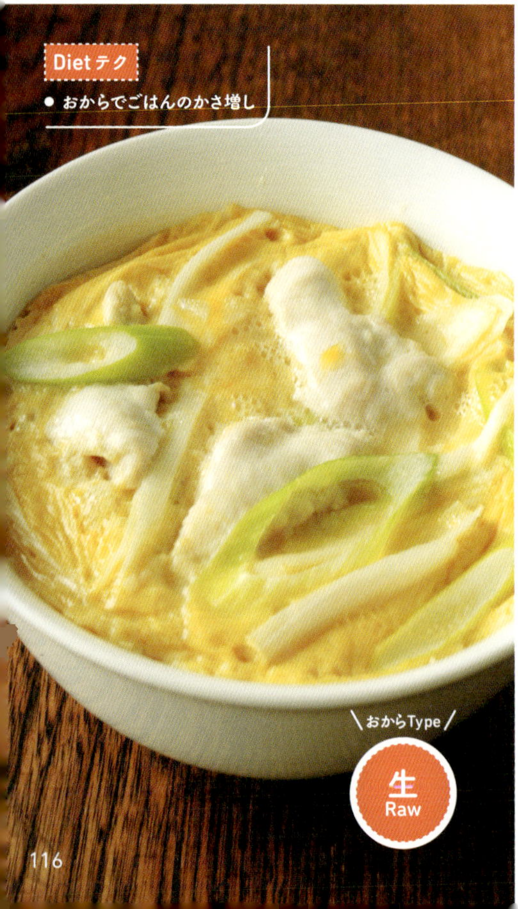

材料：1人分

おから（生）…100g
温ごはん…100g
丼つゆ｜めんつゆ〈2倍濃縮〉・水…各大さじ2
ねぎ…30g
卵…2個
鶏むね肉（皮なし）…30g
A｜めんつゆ〈2倍濃縮〉・水…各大さじ1½

作り方

1. おからとごはんを混ぜ合わせて丼に入れ、丼つゆの材料を合わせてかける。大きめに切ったラップでごはんの表面を覆う。
2. ねぎは斜め薄切り、鶏肉はそぎ切りにする。
3. ボウルに卵を溶き、2、Aを入れて混ぜ合わせる。
4. 3を1のラップの上に流し入れ、電子レンジで約3分間加熱する。一度レンジの扉を開け、再び約2分間加熱する（卵が好みのかたさになるまで）。
5. ラップを引き上げるようにして取り除く。

サラダ感覚で食べたい
ボリュームごはん

タコライス

370kcal

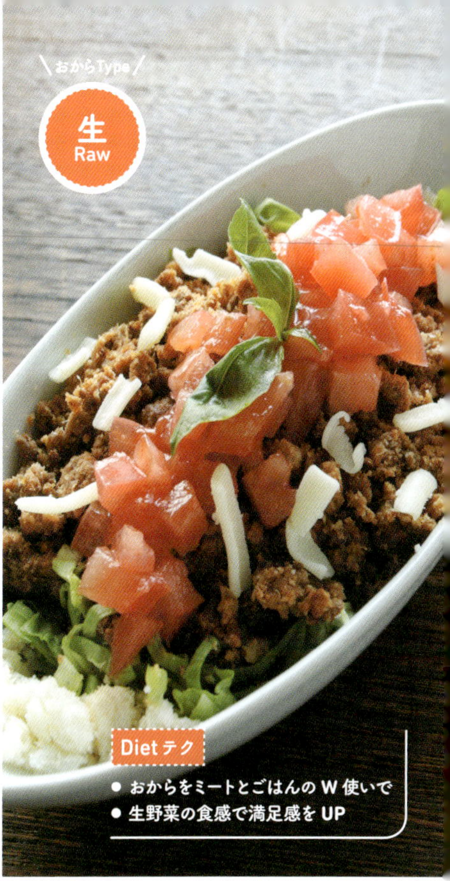

おからType
生
Raw
Dietテク
● おからをミートとごはんのW使いで
● 生野菜の食感で満足感をUP

材料：1人分

●タコミート

おから（生）… 40g
牛ひき肉 … 40g
玉ねぎのみじん切り … 30g
A ｜水 … 大さじ2
｜トマトケチャップ・
｜ウスターソース … 各大さじ1
｜塩、こしょう … 各少々

●トッピング

トマト … 50g
レタス … 大1枚
チーズ … 5g
好みでタバスコ … 小さじ½
好みで生バジル … 適量

●おからごはん（温ごはん70g＋おから〈生〉50gを混ぜて電子レンジで1分間ほど温めたもの）

作り方

1 タコミートを作る。フライパンに玉ねぎ、牛ひき肉、Aを入れてしっかりと混ぜて火にかけ、ポロポロになるまで炒める。ポロポロになったらおからを加えて混ぜ合わせる。

2 トマトは1cm角に切り、レタスは細切りにする。

3 器におからごはんを盛ってレタスをしき、1をのせる。トマトとチーズを散らして、好みでタバスコとバジルをかけても。

おからが彩りもキレイな
のり巻きに変身

キンパ（韓国風のり巻き）

353kcal

材料：1人分・1本分

のり…1枚

おから…150g

A
- りんごジュース…大さじ3
- 酢…大さじ1½
- ごま油・ごま…各大さじ1
- 塩…小さじ⅓

たくあん…15g

白菜キムチ…30g

きゅうり…¼本

サニーレタス…1枚

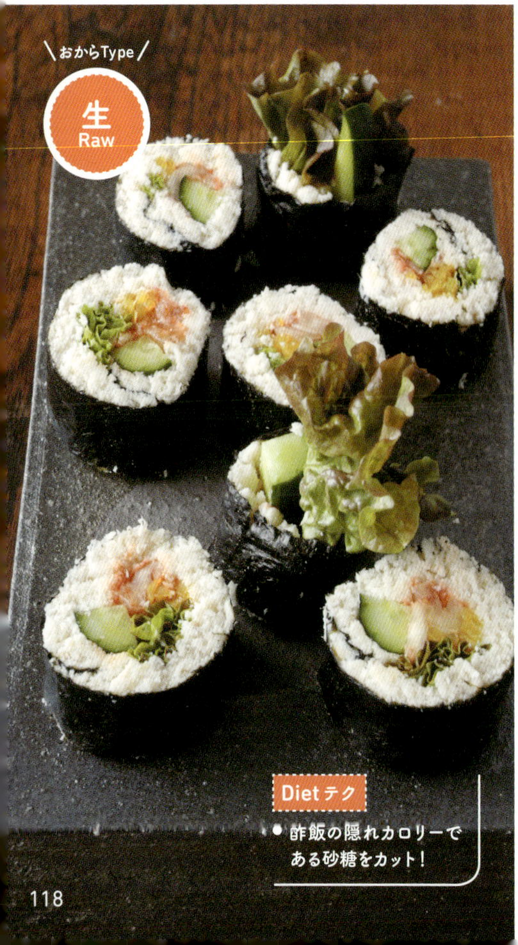

＼おからType／

生 Raw

Dietテク

- 酢飯の隠れカロリーである砂糖をカット！

作り方

1. 電子レンジでおからを約1分間加熱し、温かいうちにAを混ぜる。
2. たくあんは細切り、きゅうりは棒状に切る。
3. 巻きすにのりを横にしてのせ、上3cm、横1cm、手前2cmほどを残して、1を広げる。
4. 3の手前にサニーレタスをのせ、たくあん、キムチ、きゅうりを、それぞれ順に横一列に置き、手前からくるくると巻く。ひと口大に切る。

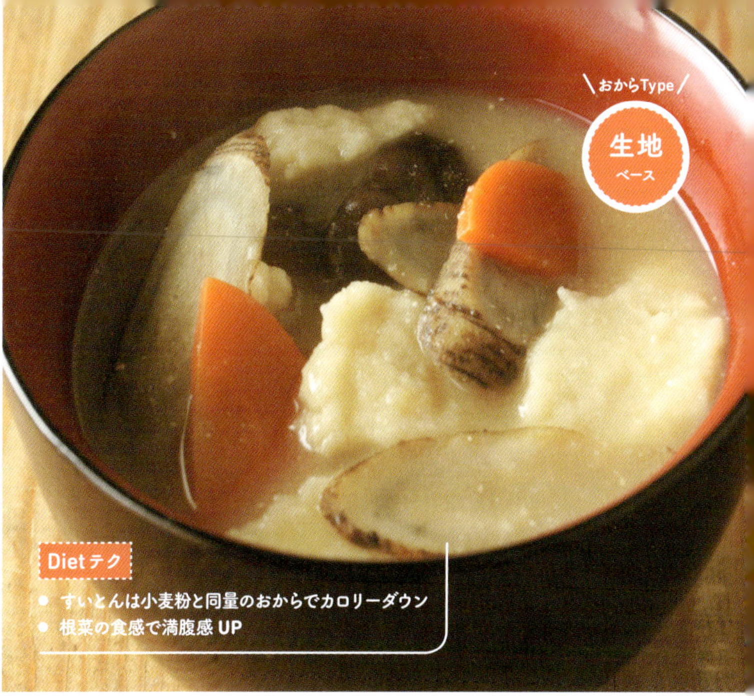
おからType
生地
ベース
Dietテク
● すいとんは小麦粉と同量のおからでカロリーダウン
● 根菜の食感で満腹感 UP

おから入りすいとんで、これ一杯でも満腹！

すいとん入りけんちん汁

222kcal

材料：1人分

● すいとん生地
（おから〈生〉・小麦粉・水
… 各30g）
ごぼう … 30g
にんじん … 20g
しいたけ … 4枚
水 … 500cc
みそ … 大さじ1 ½

作り方

1 すいとん生地の材料をボウルで混ぜておく。
2 ごぼうはななめ薄切り、にんじんは半月切り、しいたけは軸を取って半分に切る。
3 鍋に水、2の野菜を入れてひと煮立ちさせ、アクを取る。
4 3に、1を適量スプーンですくって落とすように入れ、約3分間煮込む。
5 みそを溶き入れて、さらに約2分間煮込む。

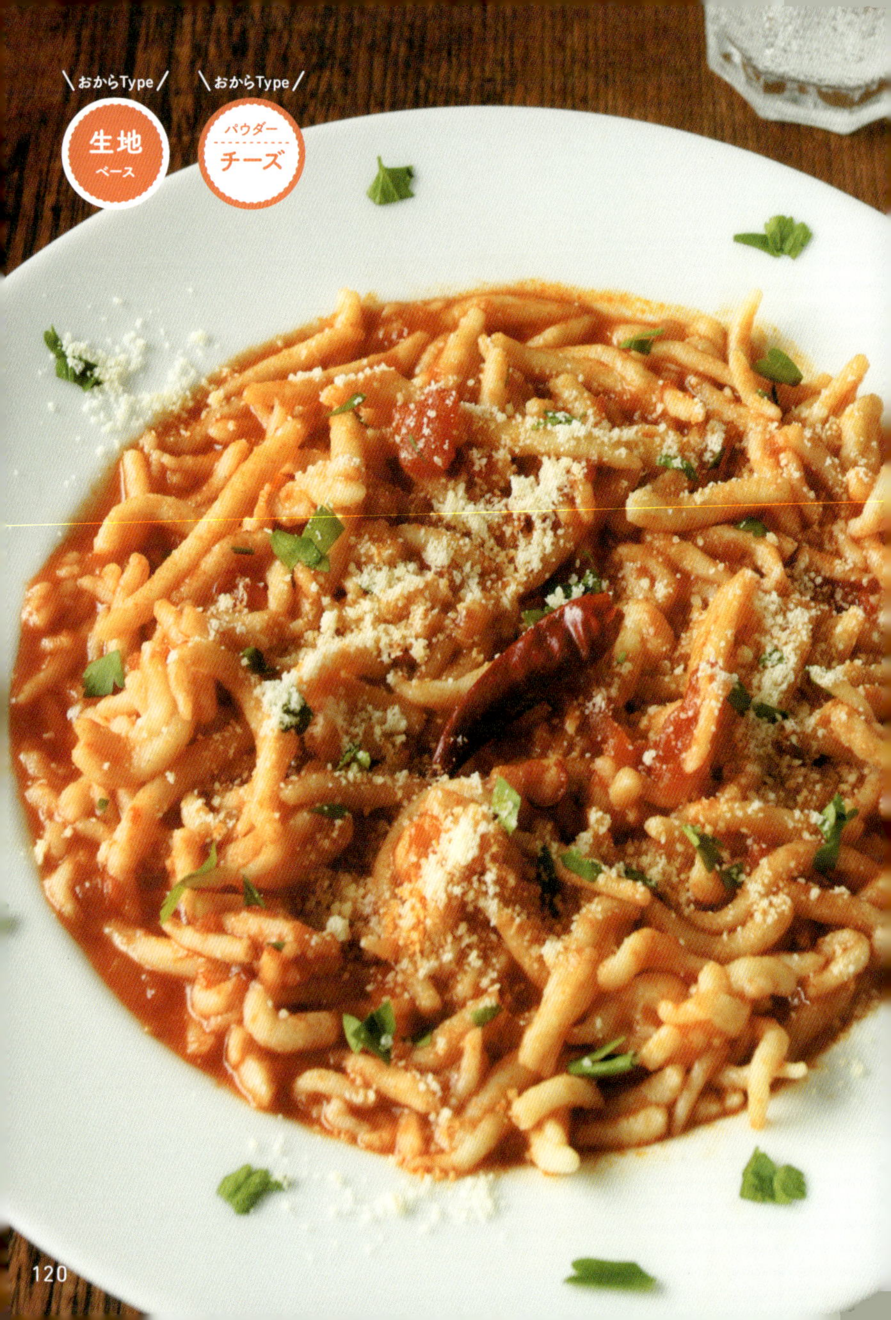

＼おからType／

生地
ベース

＼おからType／

パウダー
チーズ

おから生地でつくるもちもち生パスタに
トマトソースをからめれば本格イタリアンの完成

ショートパスタのトマトソース 227kcal

材料：1人分

● パスタ生地
（おから〈生〉・小麦粉…各40g、水…20cc、塩…少々）
トマトソース（市販）…100g
赤唐辛子…適量
塩…小さじ¼
こしょう…少々
おからチーズパウダー…適量
→P43参照
あればイタリアンパセリ…適量

作り方

1 パスタ生地の材料をボウルに入れて、よく練り合わせる。生地を少しずつ手に取り、すり合わせるようにして生地をのばしてつま楊枝くらいの長さにする。
2 熱湯に塩少々（分量外）を加えて1を入れ、約3分間ゆでて取り出す。
3 フライパンにトマトソースと赤唐辛子を入れてひと煮立ちさせ、2のパスタを入れて温め、塩、こしょうで調味する。
4 皿に盛っておからチーズパウダーをふり、あればイタリアンパセリを飾る。

Dietテク

- パスタは小麦粉と同量のおからでカロリーダウン
- パスタ生地はおからパウダー（分量外）をまぶしておくと、くっつかない
- おからチーズパウダーでさらに食べごたえを出す

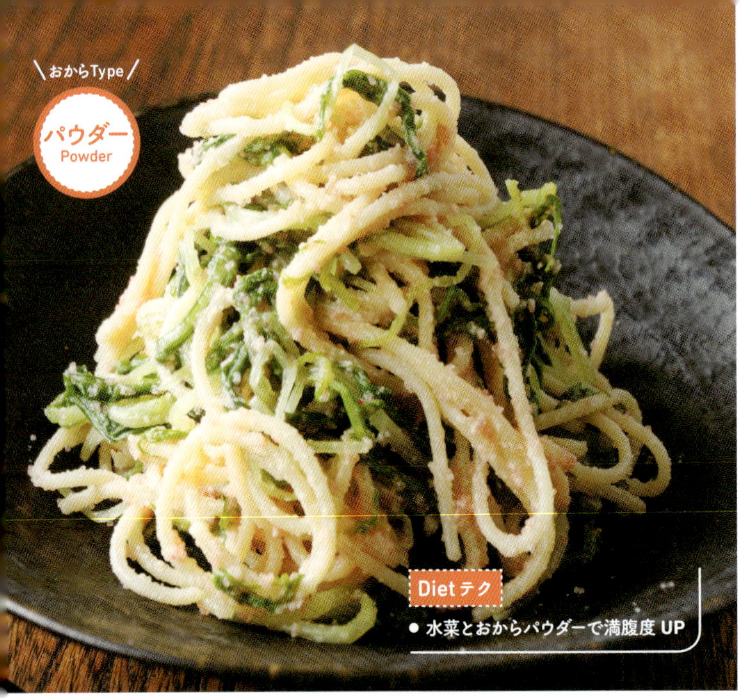
＼おからType／
パウダー
Powder
Dietテク
● 水菜とおからパウダーで満腹度UP

水菜＋おからの相乗効果で大幅カロリーダウン！

明太子と水菜のスパゲッティ

230kcal

材料：1人分

おからパウダー… 大さじ1
スパゲッティ… 30g
水菜 … 100g
明太子 … 20g
A | オレンジジュース … 大さじ1
　| 塩・こしょう … 少々
バター… 小さじ1（4g）

作り方

1 明太子の薄皮を除いて大きめのボウルに入れ、おからパウダー、Aを混ぜ合わせる。
2 塩（分量外）を加えた熱湯でスパゲッティをゆで、ゆで上がりの1分前になったら根元を切り落として半分に切った水菜を入れて、いっしょにゆでる。
3 2の水気をきり、熱いうちに1のボウルに入れてざっと混ぜる。

もちもちニョッキに濃厚チーズソースをからめて

チーズクリームソースのニョッキ

288kcal

材料：1人分

● ニョッキ生地

（おから〈生〉・小麦粉…各40g、水…20cc、塩…少々）

● ソース

（豆乳…½カップ、粉チーズ…大さじ2、塩…少々）

黒こしょう…少々

作り方

1 生地の材料をよく練り、ニョッキの形に丸める。

2 塩少々（分量外）を加えた熱湯に1を入れ、約3分間ゆでて取り出し、水気をきる。

3 フライパンにソースの材料入れてひと煮立ちさせ、2を入れて少しとろみがつくまで煮詰める。

4 器に盛って黒こしょうを散らす。

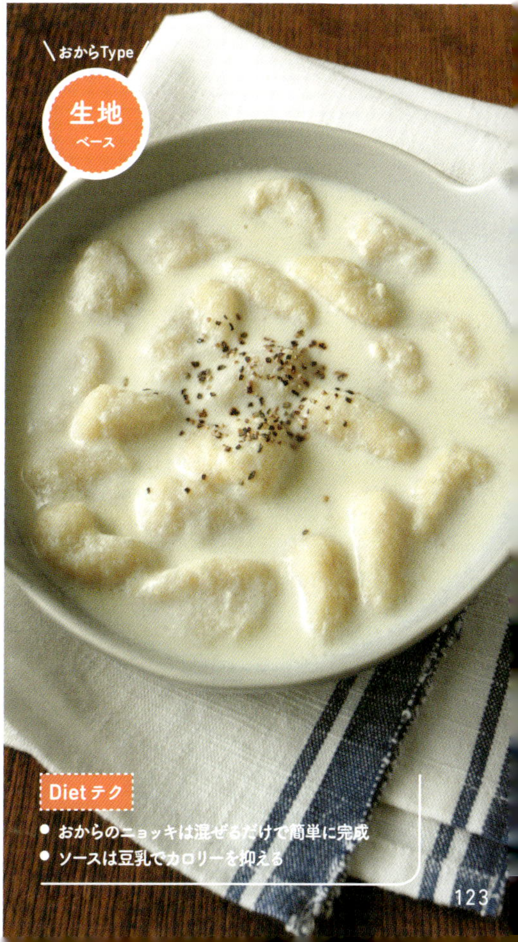

＼おからType／
生地
ベース
Dietテク
● おからのニョッキは混ぜるだけで簡単に完成
● ソースは豆乳でカロリーを抑える

ヘルシーな豆サラダなら
パンにはさんでも安心！

まめまめ
サンドウィッチ

432kcal

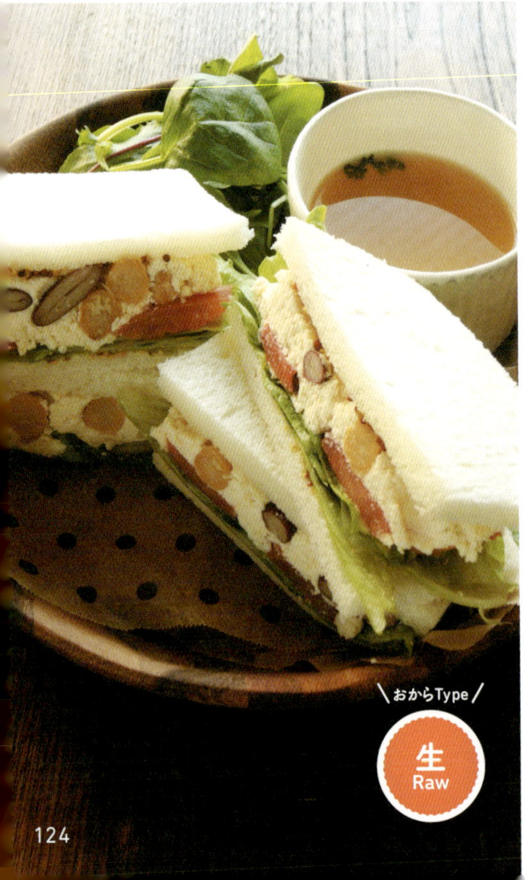

材料：1人分

おから（生）… 80g
ミックスビーンズ … 20g
A｜プレーンヨーグルト … 大さじ2
　｜マヨネーズ … 大さじ1
　｜塩・こしょう … 各少々
トマト … 20g
レタス … 大1枚
サンドイッチ用パン … 4枚
粒マスタード … 小さじ2

作り方

1 おからとミックスビーンズ、Aを混ぜ合わせる。
2 トマトは薄切り、レタスは適当な大きさにちぎる。
3 サンドイッチ用のパンに粒マスタードをぬり、2のレタスとトマトをしいて1をのせ、パンをのせる。これをもう1組つくる。

Dietテク

- マヨネーズ代わりのヨーグルトでカロリーダウン
- 豆の食物繊維でお腹すっきり

おからで香ばしい
クリスピー生地に

おから ピッツァ マルゲリータ

399kcal

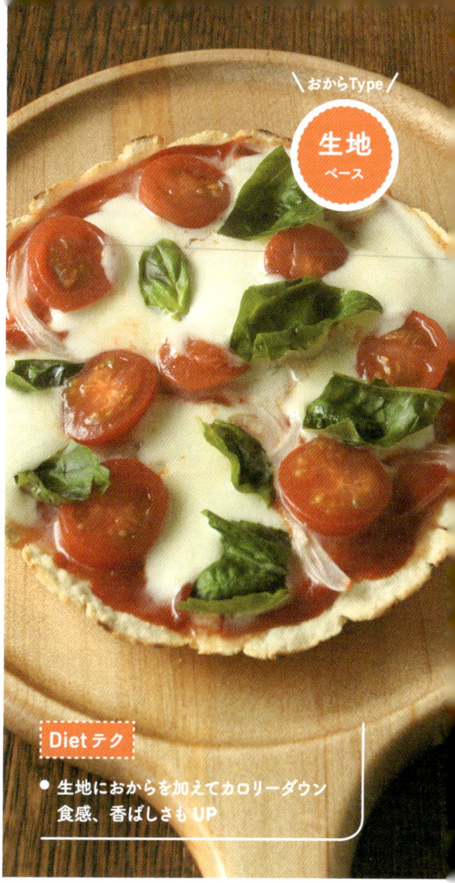

おからType
生地
ベース
Dietテク
● 生地におからを加えてカロリーダウン
食感、香ばしさもUP

材料：1人分（直径約20cm）
おから（生）… 40g
● ピッツァ生地
（おから〈生〉・小麦粉 … 各40g、
オリーブオイル … 小さじ1）
トマトケチャップ … 大さじ2
玉ねぎスライス … 20g
プチトマト … 3個
モッツァレラチーズ … 50g
生バジル … 適量

作り方

1 ポリ袋に生地の材料を入れ、しっかりと混ぜてひとかたまりにする。約10分間ねかせ、生地をなじませる。

2 フライパンに1の生地を入れ、ポリ袋をのせて手でのばしながら、直径約20cmの大きさに広げる。火をつけて焼き、焼き色がついたらひっくり返す。反対面も焼き色がついたら、再びひっくり返す。

3 一度火を止めてケチャップ、玉ねぎスライス、半分に切ったプチトマト、モッツァレラチーズをのせてふたをし、チーズが溶けるまで弱火で加熱する。仕上げにバジルを散らす。

甘いものが食べたくなったら、おからベースのスイーツで！

甘いものが恋しくなったときにも、おからは大活躍！
食材におからを加えるだけで、ヘルシースイーツに

Diet Point

ダイエット中はできるだけ甘いものは我慢。
といいたいところですが、
我慢しすぎてストレスを感じてしまうならば、
午後3時より前に
少量の甘いものを食べてしまいましょう。
1日のうち午後4時まではカロリー消費の時間帯ですから、
その前ならばギリギリセーフです。
ダイエット中のスイーツ作りで守りたいことは、
第一におからを加えた生地を使って、
カロリー＆糖質をカットするということ。
砂糖もできるだけ使わないようにします。

＼おからType／
生
Raw

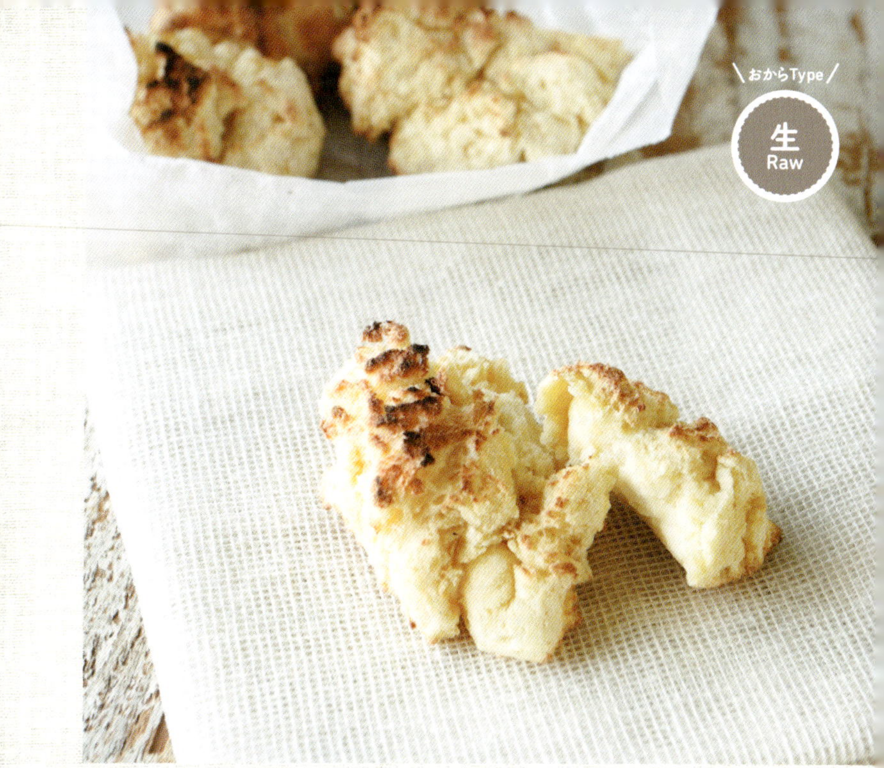

ホットケーキミックスを使ったほんのり甘いスコーンは、
食事のパン代わりにしても OK!

簡単スコーンパン

（小さいもの 4 個分）
182kcal

材料：（小さいもの 4 個分）

おから（生）… 80g
ホットケーキミックス
… 80g
水 … 大さじ1強

作り方

1 ボウルにすべての材料を入れ、フォークでざっくりと合わせる（粉が少し残る程度でOK）。
2 アルミホイルに1を4等分にのせる。
3 オーブントースターで約10分間焼く（焼き色が強くなったらアルミホイルをかぶせる）。

＼おからType／
生
Raw

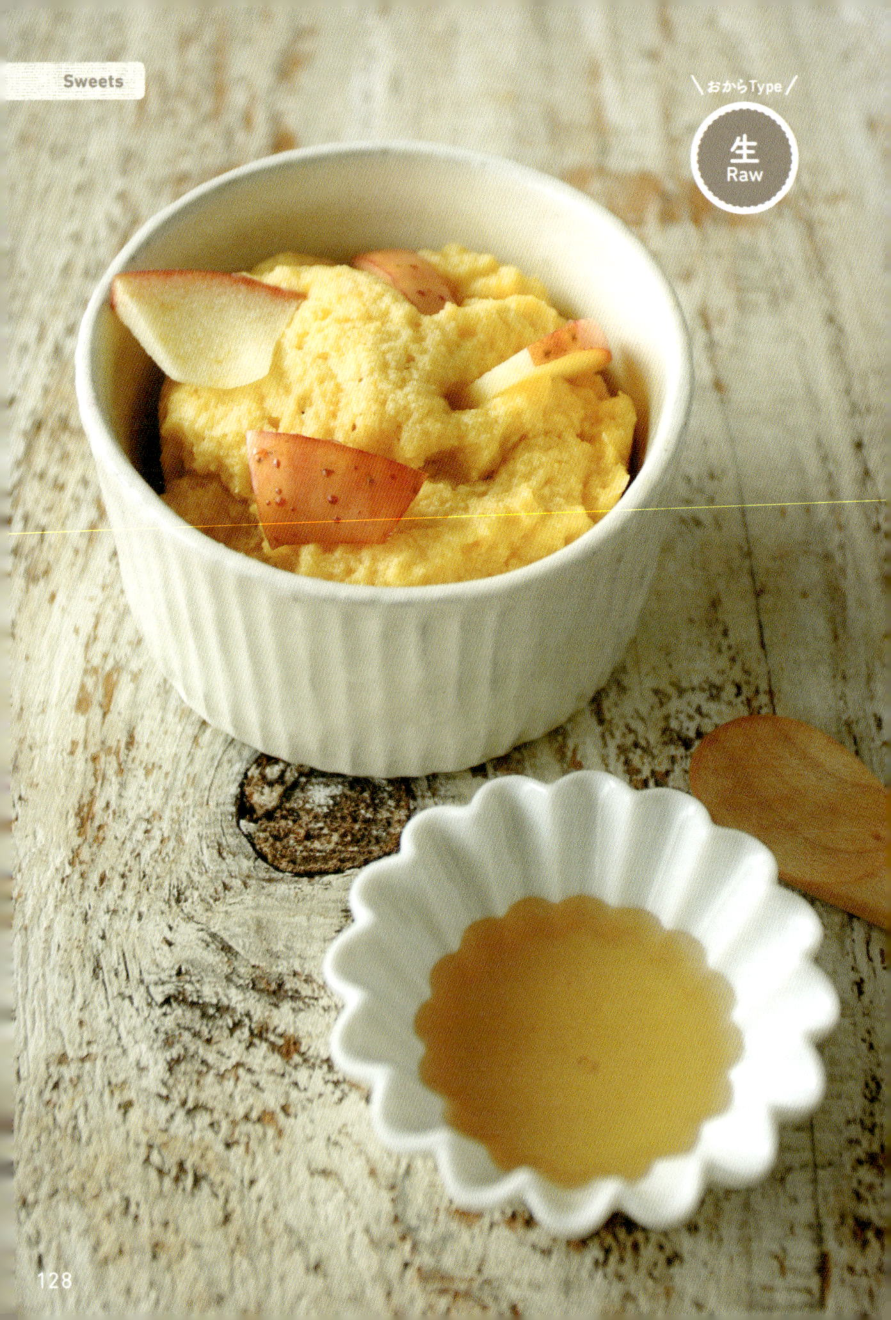

りんごの香りと甘さで、ケーキをフルーティーに。
砂糖よりもカロリーが低いはちみつをかけて
甘みをプラスできるのもうれしい！

りんごのカップケーキ

（1個当たり）
215kcal

材料：（1個分）

おから（生）… 25g
ホットケーキミックス … 25g
卵 … ½個
りんご … ¼個
はちみつ … 大さじ½

作り方

1 りんごの半量を、すりおろす。
2 おから、ホットケーキミックス、卵、1のおろしたりんごを混ぜ、小さめの耐熱容器8分目まで流し入れる。
3 残りのりんごを皮ごと薄切りにし、2に刺す。
4 電子レンジで約3分間加熱し、竹串を刺して生地がついてこなければ完成。好みではちみつをかける。

\ Part /

6

OKARA Smoothie

朝はおからスムージーで美健チャージ

忙しい朝は
手軽に摂取できる
ヘルシースムージーで
すっきりと目覚めましょう。
栄養バランスにすぐれ、
毎日続けても
飽きないおいしさです！

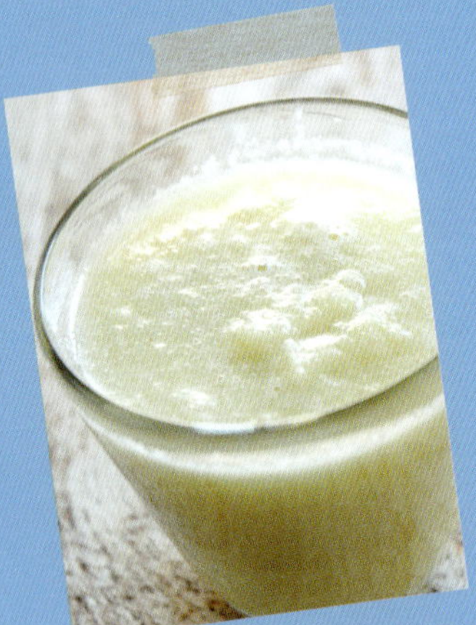

Cooking Point 1

新鮮な食材の甘み＆酸っぱさを活かす

できるだけ砂糖やガムシロップなどは避けて、野菜やフルーツの甘みや酸味を活かすようにします。ときには苦みやえぐみも、味のポイントになって、おいしさのひとつになることだってあります。どうしても甘みが欲しいときははちみつで。ほんの少量を加えるようにします。

Cooking Point 2

水分量を調整して好きなだけかさ増し

ジュースやスムージーなどのドリンクにする場合も、おからパウダー＋水分量で、満腹になるよう調整します。粒子の細かいおからは全体にとろみをつけ、粒子が粗めのおからはしっかりと噛めるので好きな食感を使い分けるといいでしょう。

Cooking Point 3

できるだけ時間をかけてゆっくり飲む

時間がないときは一気に飲んでしまってもかまいませんが、できるだけ時間をかけてゆっくり飲むようにすると、1杯でも十分にお腹がいっぱいになることが実感できます。

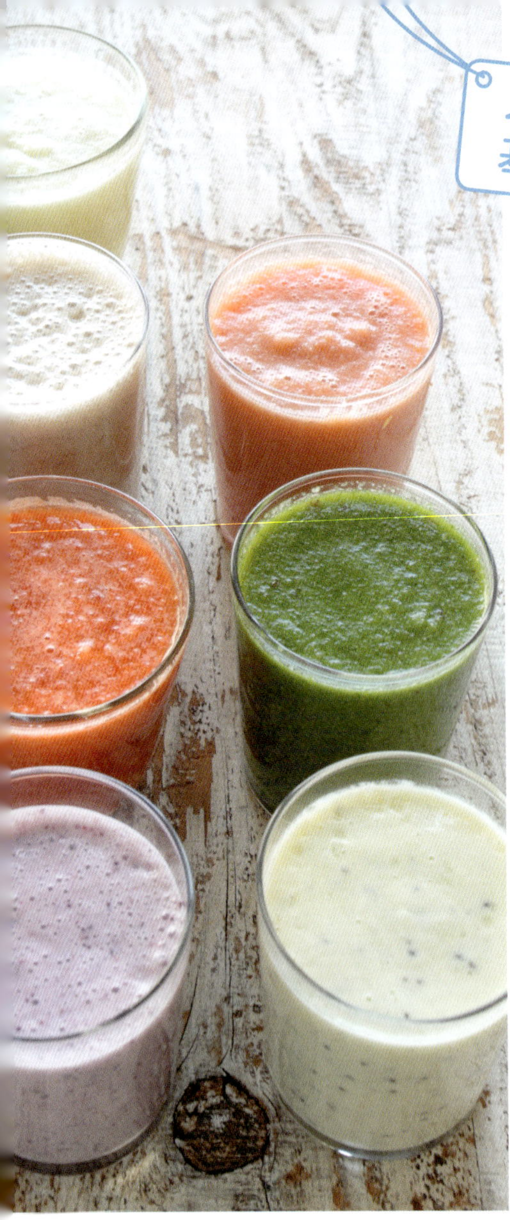

スムージー基本

大さじ１杯あればOK！

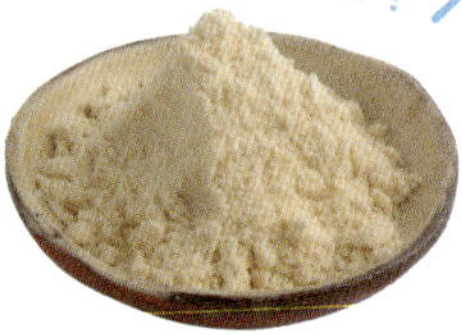

おからパウダー

＋

フレッシュ野菜

&

フルーツ

↓

ミキサーにかける

小松菜の苦みをりんごの甘さでカバー

小松菜りんご

59kcal

材料と作り方：1人分

おからパウダー
…大さじ1

＋

ちぎった小松菜
…30g

＋

適当な大きさに切った
皮つきのりんご…50g

＋

水…120g

↓

ミキサーにかける。

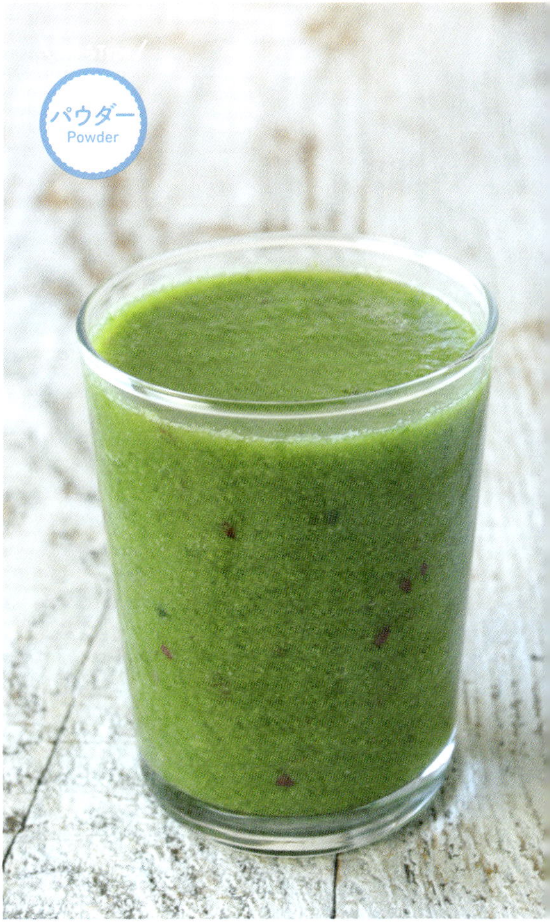

Dietテク

- 食物繊維たっぷり素材でお腹すっきり

野菜の甘みが活きたカラフルスムージー

パプリカにんじんレモン

154kcal

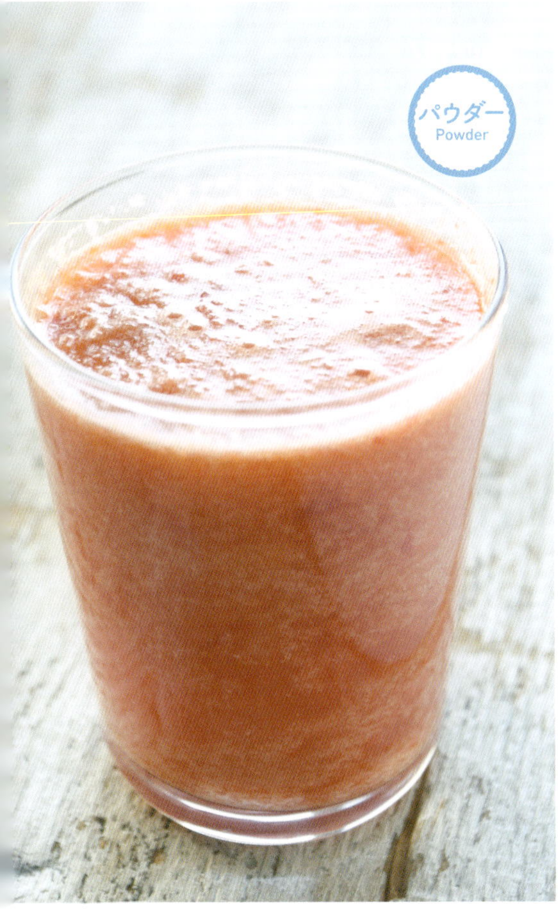

材料と作り方：1人分

おからパウダー
… 大さじ1

＋

ひと口大に切った
パプリカ … 30g

＋

ひと口大に切った
にんじん … 30g

＋

厚皮を除いたレモン
… ½個

＋

はちみつ … 大さじ1

＋

水 … 140cc

↓

ミキサーにかける。

Dietテク

- カロテン豊富なパプリカ、にんじんで脂肪燃焼を補助
- レモンのビタミンCで細胞活性化

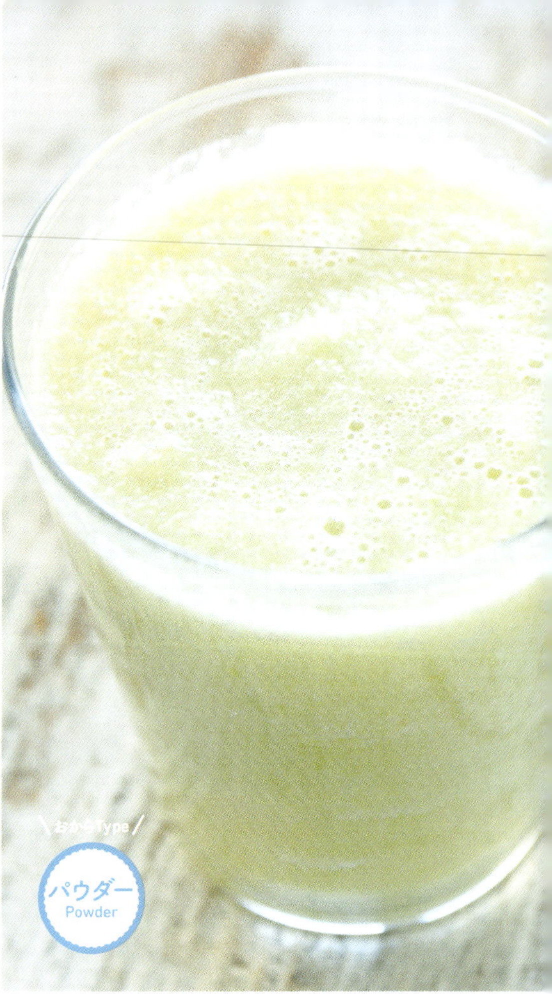

材料と作り方：1人分

おからパウダー
… 大さじ1

＋

ひと口大にちぎった
キャベツ… 30g

＋

厚皮を除いた
グレープフルーツ
… ½個

＋

水 … 50cc

↓

ミキサーにかける。

Dietテク

- 食物繊維でお腹すっきりプラス美肌効果も

朝にぴったりの爽やかな味わい

キャベツグレープフルーツ

75kcal

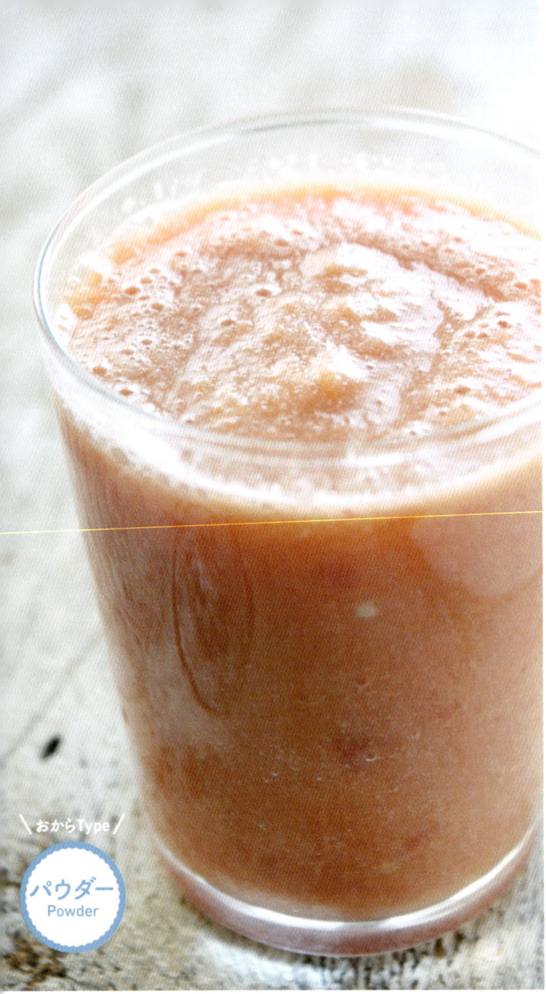

材料と作り方：1人分

おからパウダー
…大さじ1

＋

ひと口大に切った
トマト…½個

＋

厚皮を除いた
オレンジ…½個

＋

水…30cc

↓

ミキサーにかける。

Dietテク

- トマトのリコピンで代謝を高め、やせ体質に
- オレンジは食物繊維の多い白い薄皮ごと使う

たっぷりのトマトとオレンジで大満足！

トマトオレンジ

77kcal

バナナジュースを豆乳 & おからでカロリーダウン

バナナ豆乳

136kcal

材料と作り方：1人分

おからパウダー
…大さじ1
＋
バナナ…½本
＋
豆乳…150cc
↓
ミキサーにかける。

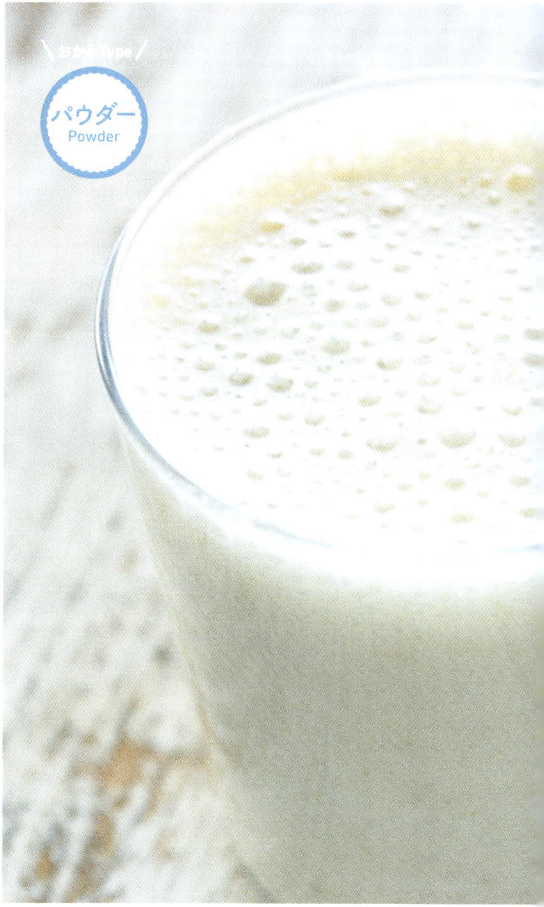

Dietテク

- バナナの不溶性食物繊維でお腹すっきり
- 牛乳を豆乳にかえてカロリーダウン

キウイとヨーグルトの酸味が目覚めにぴったり

キウイヨーグルト

135kcal

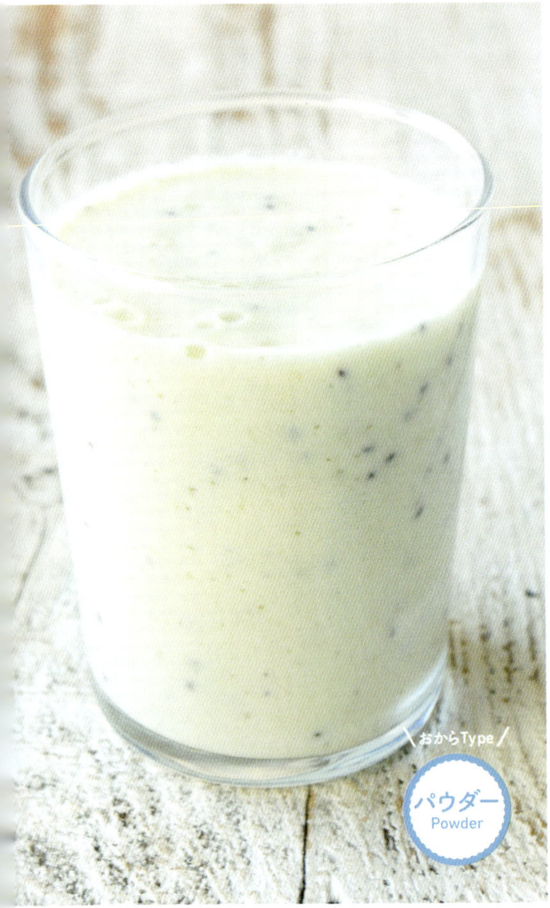

材料と作り方：1人分

おからパウダー
…大さじ1

＋

適当な大きさに切った
キウイフルーツ
…1個

＋

ヨーグルト
…100g

＋

水…20cc

↓

ミキサーに
かける。

Dietテク

- キウイのカリウムでむくみ予防
- ヨーグルトの整腸作用でお腹すっきり

材料と作り方：1人分

おからパウダー
…大さじ1
＋
ミックスベリー(冷凍)
…100g
＋
牛乳…100cc
↓
ミキサーにかける。

Dietテク

- ベリーのカリウムでむくみ予防
- ベリーは1種類でも十分おいしい

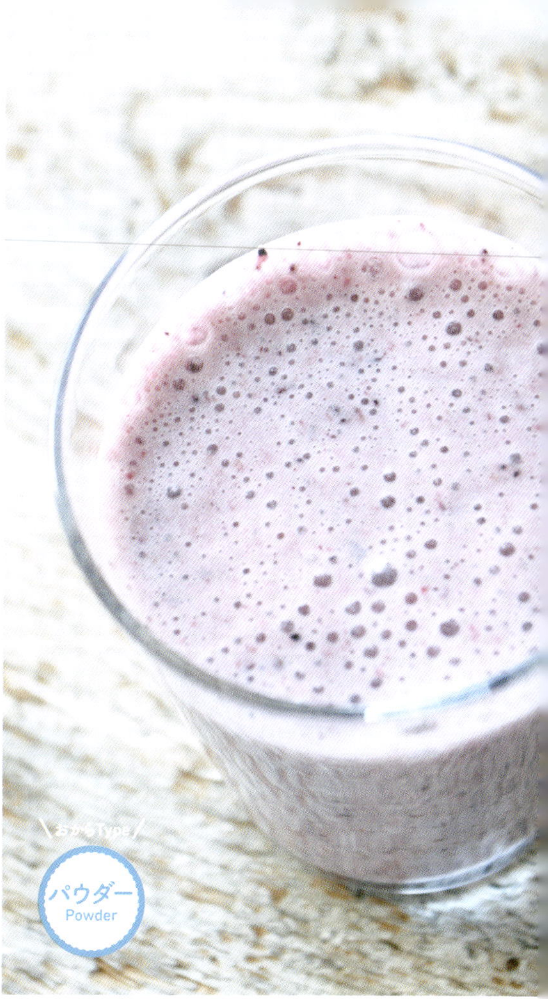

ベリーの甘みと酸味をスムージーでおいしく

Mixベリー牛乳

140kcal

ホットドリンクにも
おからパウダーをブレンド！

おからパウダーを溶かしたホットドリンクは、
飲むだけでお腹が満たされるので、夜食にもぴったり！

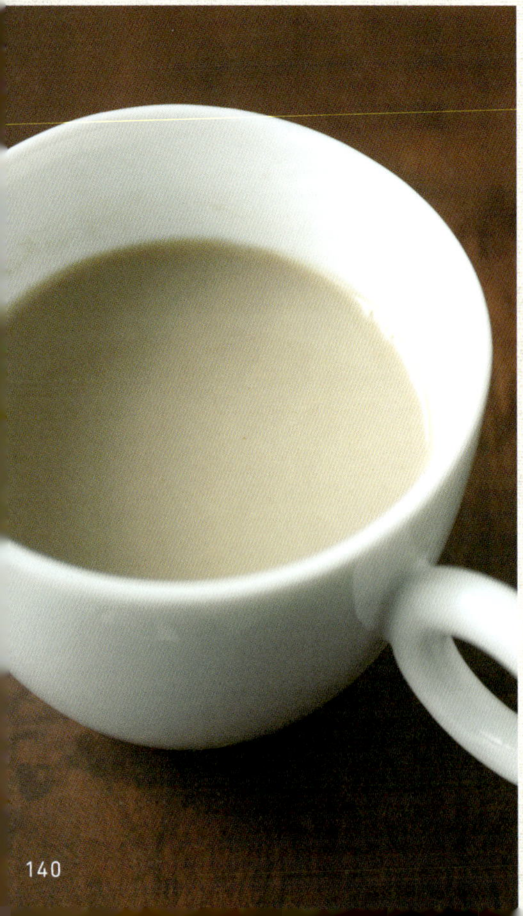

＼おからType／

パウダー
Powder

豆乳とパウダーで
ヘルシーラテに

おからの ソイラテ

55kcal

材料と作り方：1人分

おからパウダー… 大さじ1

＋

温かいコーヒー… 100cc

＋

温かい豆乳… 50cc

さっぱりと、体もポカポカ

はちみつしょうが

92kcal

材料と作り方：1人分

おからパウダー… 大さじ1

＋

はちみつ…大さじ1

＋

おろししょうが… 5g

＋

熱湯1カップ

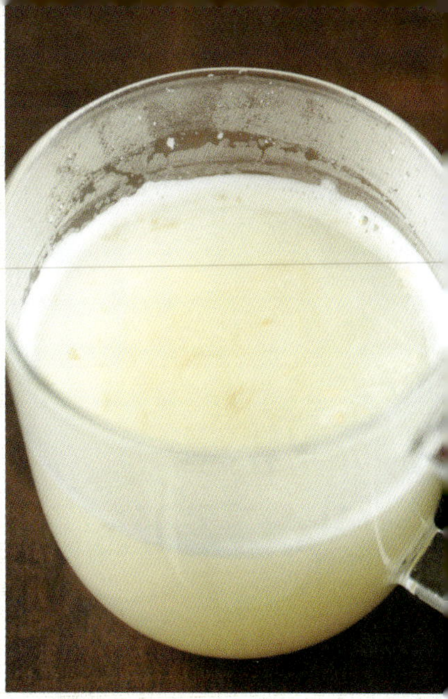

ゆずジャムや、
マーマレードでも

おからゆず茶

68kcal

材料と作り方：1人分

おからパウダー… 大さじ1

＋

ゆず茶の素… 15g

＋

熱湯1カップ

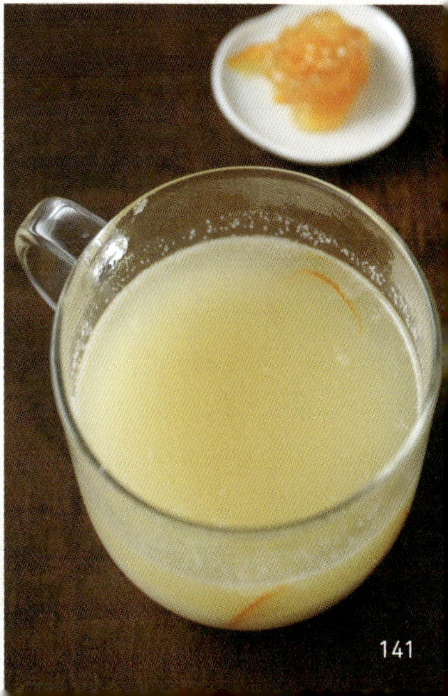

家村マリエの

おかLife

おからでやせて
きれいになれたから、
今、とっても
Happy で～す♪

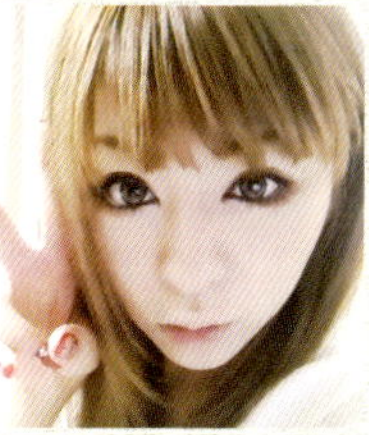

家村マリエ

1986 年石川県生まれ。モデル。『小悪魔 ageha』の読者モデルから本格的にモデル活動をはじめるが、無理なダイエットとリバウンドを繰り返しては体調を崩し心身共にボロボロに。見かねた母親から勧められた「おからダイエット」で、体重が 3 カ月で 12kg もダウン。おからのおかげではじめてダイエットに成功し、美肌と健康を手に入れる。それ以来、おからのパワーに魅了され、おから研究家として、おいしくてヘルシーなおからの普及に注力。おから事業全般を業務内容とした株式会社 Marie.Japan を設立し現在社長を務める。おからを使用した商品開発、タイアップ企画など、おからエキスパート「Okalife」として、おから促進事業に全力で取り組んでいる。

母親の愛情あふれる おから料理で ダイエットに開眼！

現在、豆腐業界組織「全豆連」の「おから大使」に任命されていますが、今のわたしにとっておからは生活の上でかなり大きなウエイトを占めています。**おからでダイエットに成功したことで、いろいろと生活が変わりました。**
そのきっかけは、母の愛情から生まれました。昔から太りやすい体質のわたしは、モデルになってから流行のダイエットはほとんどトライしたといってもいいほどで、やせることに必死な姿に、まわりもハラハラしていたのだと思います。そんなわたしを心底心配し、**母が考えてくれたのがおからを料理に加えて食べるという方法。**母の愛を感じるやさしい味は、わたしをほっとさせ、活力を与えてくれました。

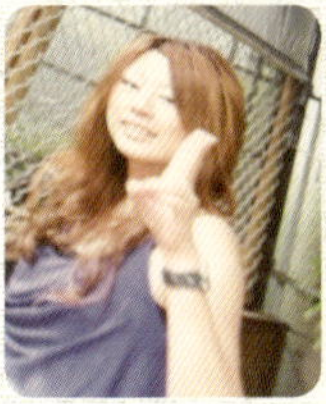

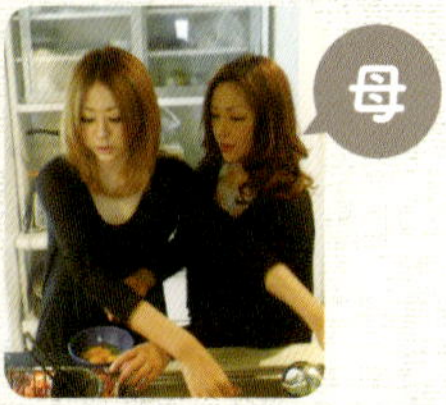

太っていたわたしをやせさせた母親は、
料理 & ダイエットの大切な指南役

いいことづくめのおから料理だから続行できた！

おからは、**好きな料理に加えてカロリーや糖質オフが可能。しかもボリュームがあるので空腹感もなく、とってもヘルシー**と、いいことづくめ。これなら安心してダイエットが続けられると確信が持てました。おからダイエットをスタートしたのが2009年8月8日。それから毎日、いろいろな形でおからを食べ続けていますが、飽きるということがまったくありません。おからを加えるとかえって料理の味わいがアップするのも大きな発見でした。こうして**56kgから3カ月で44kgへと、−12kg減のダイエットに成功**しました。

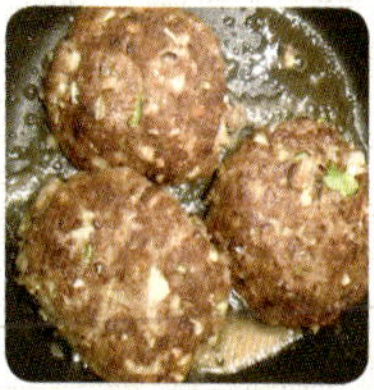

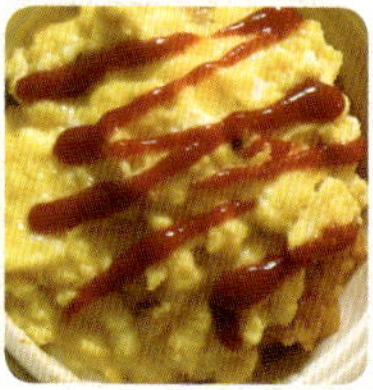

「きれいになった」と評判に。でも本当にお腹いっぱい満足するまで食べてる！ 自分で作ったハンバーグとオムライス。

外側も内側も「おからできれいやせ美人」。食べるほどにうれしい効果がいっぱい！

ダイエットしてから**今までリバウンド知らず**です。実は体重が減り過ぎたので少しだけ戻すという、今まででは考えられないことも起こりました。さらにおからの効果で**便通がよくなってくると、お腹がすっきりしてむくみもなくなりました。そして肌もだんだんと透明感が出てきて、キメの細やかさもアップ**と、うれしいことがいっぱいです。これからもおからダイエットを続ける「おかLife」で、どんどんきれいになっていくつもり。同時にこの素晴らしさを広めて、「おからできれいやせ美人」を増やしたいとも思っています。

まずは1週間の「おかLife」で実感、体感してください！

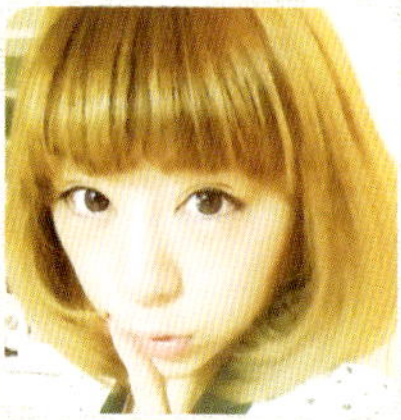

思わず見せたくなるような
ピチスベ肌に。
化粧のノリもよくなって
さらに美しく！

満腹なのにみるみるやせる！

おからダイエットレシピ

発行日　2013年4月30日　第1刷
発行日　2014年6月4日　第21刷

著者　家村マリエ

デザイン　細山田光宣＋鎌内文（細山田デザイン事務所）
写真　松本祥孝
編集協力　荒川典子（@AT-MARK）
制作協力　田村つぼみ
器協力　青葉堂

編集担当　柿内尚文・名越加奈枝
編集アシスタント　舘瑞恵
営業担当　菊池えりか
営業　丸山敏生、増尾友裕、熊切絵理、石井耕平、伊藤玲奈、櫻井恵子、吉村寿美子、田邊曜子、奥山寛子、大村かおり、高垣真美、高垣知子、柏原由美、大原桂子、清水薫、寺内未来子、綱脇愛
プロモーション　山田美恵、浦野稚加
編集　小林英史、黒川精一、五十嵐麻子、杉浦博道
編集総務　鵜飼美南子、髙山紗耶子、森川華山
講演事業　齋藤和佳
マネジメント　坂下毅
発行人　高橋克佳

発行所　株式会社アスコム

〒105-0002
東京都港区愛宕1-1-11　虎ノ門八束ビル
編集部　TEL：03-5425-6627
営業部　TEL：03-5425-6626　FAX：03-5425-6770

印刷・製本　中央精版印刷株式会社

Printed in Japan ISBN 978-4-7762-0779-5